广东省名中医

罗仁临证思维

罗仁 主审

祝轩 主编

SPM
南方传媒

广东科技出版社
全国优秀出版社

· 广 州 ·

图书在版编目（CIP）数据

广东省名中医罗仁临证思维 / 祝轩主编. —广州：
广东科技出版社，2025.1
ISBN 978-7-5359-8257-5

Ⅰ.①广…　Ⅱ.①祝…　Ⅲ.①中医临床—经验—
中国—现代　Ⅳ.①R249.7

中国国家版本馆CIP数据核字（2024）第003492号

广东省名中医罗仁临证思维
Guangdong Sheng Mingzhongyi Luo Ren Linzheng Siwei

出 版 人：严奉强
责任编辑：方　敏
责任校对：邵凌霞
责任印制：彭海波
装帧设计：友间文化
出版发行：广东科技出版社
　　　　　（广州市环市东路水荫路11号　邮政编码：510075）
销售热线：020-37607413
https://www.gdstp.com.cn
E-mail：gdkjbw@nfcb.com.cn
经　　销：广东新华发行集团股份有限公司
印　　刷：广州一龙印刷有限公司
　　　　　（广州市增城区荔新九路43号1幢自编101房　邮政编码:511340）
规　　格：787 mm×1 092 mm　1/16　印张17.25　字数350千
版　　次：2025年1月第1版
　　　　　2025年1月第1次印刷
定　　价：98.00元

如发现因印装质量问题影响阅读，请与广东科技出版社印制室联系调换
（电话：020-37607272）。

主 审

罗仁 南方医科大学二级教授，广东省名中医，主任医师，博士生导师，博士后合作教师，国家中医药管理局第五批和第七批全国老中医药专家学术经验继承指导老师。曾受聘为世界中医药学会联合会肾病专业委员会副会长、中华中医药学会亚健康分会副主任委员、广东省中西医结合学会综合医院中医专业委员会首届主任委员、广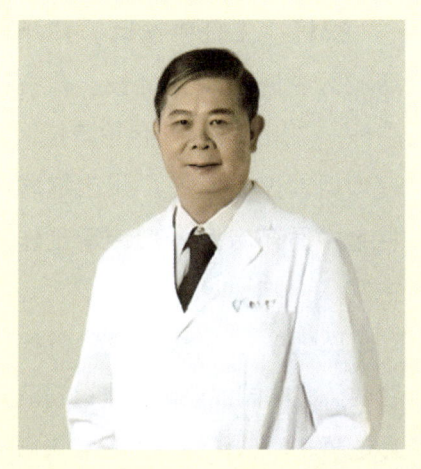东省中医药学会亚健康专业委员会主任委员。擅长运用《周易》《孙子兵法》等典籍的哲学思维指导临床实践，从事中医教学、医疗、科研工作近50年，提出"肾炎从肝论治""补肾三十法"等观点，对中医肾虚证、肾病（血尿、蛋白尿、慢性肾功能衰竭、糖尿病肾病、高血压肾病等）、结石、痛风、高尿酸血症、糖尿病、风湿病、红斑狼疮、失眠虚劳、亚健康等的诊治具有丰富的经验。利用中医"治未病"思想，应用中医药学、流行病学、分子生物学、系统生物学等学科知识，在国内率先开展了亚健康状态防治，并对中医肾病、糖尿病肾病等疾病的防治进行了基础研究与临床实践。先后承担国家高技术研究发展计划（简称"863计划"）、国家自然科学基金、国家自然科学基金-广东联合基金等项目37项，获军队科学技术进步奖10项。

主　编

祝轩　主任中医师，广州市增城区中医医院副院长、肾病科主任，广州市中医特色诊疗技术建设项目首席专家，广州市增城区名老中医药专家罗仁传承工作室主任。

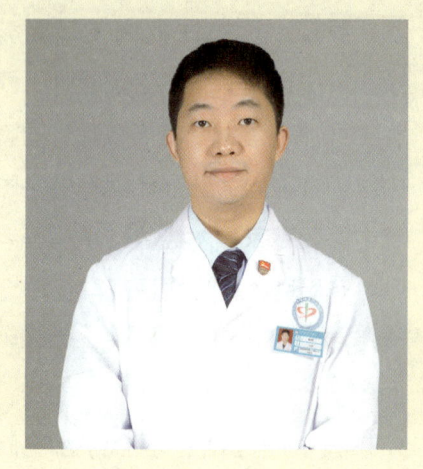

现任中华中医药学会肾病分会委员、中国民族医药学会肾病分会理事、广东省传统医学会肾脏病专业委员会常务委员、广东省中医药学会慢病管理专业委员会常务委员、广州市医院协会养生保健工作专业委员会副主任委员，广州市增城区血液净化质控委员会副主任委员。

擅长应用中西医结合方法诊治肾小球肾炎、肾功能衰竭、肾病综合征、糖尿病肾病、狼疮肾炎、尿路感染等各种泌尿系统、风湿免疫系统疾病，以及内科常见疾病。对于自体动静脉内瘘成形术、经皮腔内血管成形术（PTA）等血管通路手术，以及用血液净化技术治疗内科急危重症，有丰富的临床经验。

广东省名中医

罗仁临证思维

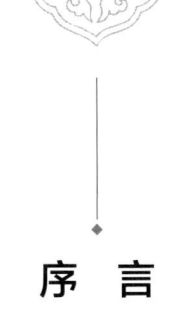

序　言

　　我毕业于广州中医学院（1995年更名为"广州中医药大学"）。求学期间，我聆听过邓铁涛、罗元恺、刘仕昌、何汝湛、钟耀奎、李仲守、关汝耀等当时广州中医学院诸多中医老前辈的课程及讲座。毕业后，我被分配到第一军医大学（2004年更名为"南方医科大学"）中医系内科教研室工作。临床工作两年后，在组织安排下，我重回广州中医学院青年教师进修班"回炉"学习了一年。1982年又考入广州中医学院研究生班，导师为李仲守教授、何汝湛教授、钟耀奎教授（导师小组）。我每天轮流跟随三位导师去门诊抄方，晚上回看病案处方，仔细领悟导师们的临证心法与经验精华。三年的研究生学习生涯让我树立了从事中医的坚定信念和坚守中医临床的坚定信心。故40余年来，我一直在中医临床第一线，坚持用中医理论与思维指导临床，坚持用经方治病，坚持传承发扬导师的宝贵经验，在这个过程中，我逐步形成了自己的学术特色与临床经验。

　　本书是我近三年来在广州市增城区中医医院全国名老中医药专家传承工作室出诊时接诊的病例集合，每一个病案都是真实的，由我亲自审定并撰写"诊治思维"。

　　感谢国家中医药管理局、广东省中医药管理局为我设立了全国名老中医药专家传承工作室，本书也是工作室的重要工作成果之一。

感谢南方医科大学中医药学院和中西医结合医院对全国名老中医药专家传承工作室建设及对我本人工作的关心与支持。

同时，感谢广州市增城区卫生健康局、广州市增城区中医医院的领导及弟子们的大力支持。

罗仁

序

言

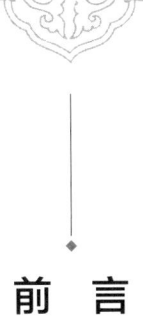

前　言

　　中医药文化历史悠久，是中华民族长期同疾病作斗争的丰富经验总结，其经过历代医家不断传承、发展、创新，为中华民族几千年繁衍生息作出了巨大贡献，具有蓬勃的生命力。然而，近年来中医药的传承与发展面临着严峻的挑战：中医院校教育注重理论学习而缺少临床实践、中医院按西医模式管理、不断流失自身的特色和优势。在这样的背景下，基层中医的发展更是举步维艰、困难重重。如何把中医药这一祖先留给我们的瑰宝继承好、发展好，更好地服务于基层，振兴基层中医药事业，成为不容回避的新时代课题。

　　增城是广东省中部的县级市，以农业人口为主，长久以来农村中医药知识普及率低，基层医护人员中医药理论知识薄弱、专业技术匮乏、中医诊疗欠规范、缺少名医和学科带头人，中医药事业发展滞后。在2015年撤市设区并入广州之后，增城的产业经济和城市建设进入了发展的快车道，目前的中医药服务能力已经不能满足人民日益增长的对优质医疗服务的需求。《基层中医药服务能力提升工程"十四五"行动计划》指出基层中医药服务是中医药发展的根基，是维护人民群众健康的基础保障。必须响应国家、省、市发展中医药事业的战略，利用好广州丰富的名中医资源，建立符合广州市增城区实际的中医传承和人才培养创新模式，推进基层中医药人才建设，提升基层中医药服务能力。

　　南方医科大学罗仁教授作为第五批及第七批全国名老中医师承指导教师、广东省名中医（2012年），他从事中医及中西医结合内科临床工作近50年，退休后仍坚守在中医临床第一线，身体力行，言传身教，无私地把自己在中医临床治疗方面的经验、体会和感悟传授给后辈们。更是创新性地提出以"活态传承"的模式建设"名老中医工作室"，先后培养硕士生、博士生、博士后及师承制学生100余名，多名学生已成为学科或学术带头人，罗仁教授为中医药人才的培养和学术思想的传承作出了积极的探索和实践。

同时，罗仁教授认为，省、市级大医院的中医药专家应主动适应社会需要，下沉到基层，服务于大众。只有改变现有的诊疗模式，下沉到社区基层，服务于广大社区群众，才能扩大中医药服务的受众及提高中医药的社会影响力。

2020年12月，罗仁教授与广州市增城区中医医院领导协商出台了《罗仁名老中医工作室传承方案》，聘请罗仁教授每月定期到广州市增城区中医医院出诊、带教与查房，经过2年多的实践，提出了"五四五"模式，获得较好的效果，受到行政主管部门、医院及师承弟子和广大患者的认可和赞誉。

一、六项工作

1. 科技创新

基层医务工作者长期埋头于临床案牍，较少接触最新的前沿技术，他往往有充分的临床病例，但缺乏科研思维的引领，科研能力较为薄弱。但罗仁教授承担并完成了国家"863"计划、国家自然科学基金、国家自然科学基金-广东联合基金等30余项项目。名老中医下沉，可以将丰富的科研经验带给基层，结合当地实际，从科研视野、选题等方面给予有针对性的指导，从而带动科技创新。

2. 服务社会

名老中医多处于省会城市及地方城市中心，对广大偏远地区和基层患者来说，路途遥远，就诊不便；名老中医下沉基层，通过专家门诊、名医门诊，可以带动精湛的中医技艺下沉，服务广大社区群众，更好地扩大中医药的受众及中医药文化的影响力，更好地服务群众、服务社会，使群众在家门口就能获得名老中医的诊治服务。

3. 人才培养

名中医下沉基层，可以选定学术继承人，采取"1带N"的名师带徒模式，学习时间相对长期和稳定，培养可以更加深入和专业，第一批弟子10人经2年跟师，已经出师。这种带徒模式能够批量地培养基层中医人才，提升基层中医卫生的服务能力。

4. 学术传承

基层向来并不缺少常见病和多发病的病例，但由于欠缺规范化和同质化的治疗，导致虽有众多临床病例，却难以凝聚成自身的学术思想，对学术流派的形成和发展、学术思想的继承和推广造成阻碍。名中医下沉基层，可以通过规范化、同质化的治疗，"手把手""师带徒"的模式，既能够更深入地传承自身的学术思想与临床经验，又能够将学术思想快速地运用于临床。相较于"读书—临证—再读书—再临证"这种循规蹈矩的常规学术传承过程，通过名老中医下沉基层带来的"言传身教"学术传承模式，无疑具有更高的效率和更好的效果，也能够让名老中医的学术思想得到更好的继承和发扬。如罗仁教授采用案例教学模式，每一次门诊，均会选一个病例，由弟子辨证开方，然后进行点评，指出各个弟子处方的优点与缺点，及时有效地提升临床辨证论治的能力。

5. 健康宣教

"大专家"往往具有丰富的临床和科普经验，能够将群众关心的健康问题讲解得深入浅出，但平日里忙于诊治，无法亲临现场宣教，即使通过视频、文章等形式，由于宣教对象缺乏亲身参与感，健康宣教效果仍不佳。名老中医下沉基层，可以在社区、村镇，通过讲座、义诊等形式，面对面地对群众进行科普宣教，群众的参与感增强，心中的疑惑可以当面请教且在现场得到解答，健康宣教的效果得以明显提升，群众对卫生事业的满意度也会显著提高。

6. 成果转化

名老中医拥有多年临床和科研经历，并凝聚出独特的验方，通过下沉基层模式，将自身验方与基层实际结合，能够开发成适合当地的协定方，并将协定方快速推广于临床，通过对临床的数据收集、总结分析，深入研究，进一步系统地对协定方进行总结与调整。名老中医下沉基层时，通过相对长期的时限、稳定的出诊周期，可以随时对整个研究过程中存在的问题进行指导和调整，更容易结出成果，形成基层医院的院内制剂，发表科研文章、出版临床专著，为进一步进行深入开发和成果转化打下良好的基础。而这个过程，是对学术继承人员的科研和临床水平的又一次强化，更有助于名老中医学术思想传承，有助于基层医卫人才培养，有助于基层卫生事业发展，构建良性循环。

二、四个特色

1. 依法执业

罗仁教授第一执业地点在南方医院，经增城区卫健局与南方医院协调，办理了"关于同意罗仁医师多点执业的函"，并报增城区卫健局备案，保障了罗仁教授的合法依法执业，为名医大家下基层提供法律保障。

2. 专科联盟

罗仁教授于1976年12月参加工作，一直坚守在中医临床第一线，是国家中医药管理局中医肾病学科带头人。为此，工作室以中医肾病为重点，建立了大学附属医院与市属区中医医院的肾病专科联盟，搭建了工作室的特色平台。

3. 验方传承

全国名老中医药专家传承工作室罗仁工作室于2021年通过了上级主管部门的验收，为进一步推广，2021年于广州市增城区中医医院成立了"全国名老中医药专家传承工作室罗仁工作室"，由增城区卫健局考核选拔，指定了10位弟子并举行拜师仪式。同时，罗仁教授把毕生总结的经验方（30余首）毫无保留地交给广州市增城区中医医院，编入医院处方平台，为学术继承提供了实实在在的人才保障与学术经验。

4. 案例教学

在带教与查房过程中，罗仁教授每次均会选择1～2个病案，与跟师弟子共同进行四诊，由每个弟子独立思考，用中医思维开处方，现场点评每张处方存在的问题，形成"合格处方"，提高弟子的临床能力。

三、六项成果

经过2年多的实践，"全国名老中医药专家传承工作室罗仁工作室"取得了一定的成绩，具体如下：

（1）为增城区培养了10名弟子，其中3人被评为"增城区名中医"并在增城区基层卫生机构带徒，真正形成了"三代同堂"的活态传承。

（2）传承弟子总结了工作室的病案，编辑成此专著。

（3）传承弟子总结了罗仁教授学术思想，形成论文多篇。

（4）广州市增城区中医医院肾病科以"罗氏肾病Ⅲ号方"为基础，开展科研，获广州市卫健委立项，成为"广州市中医药特色诊疗技术推广建设项目"。项目组通过义诊、讲座的形式，每月至基层卫生院进行推广活动，参与讲座、学习"罗氏肾病Ⅲ号方"临床应用的卫生院及村医等基层卫生机构学员超500人次。同时，以此为基础，正在研制院内制剂。

（5）以罗仁工作室名义，参加增城区卫健局主办的"名中医下基层"活动，下沉到增城各村镇、基层卫生院，举办义诊及科普讲座等共计14场次，工作室成员共义诊患者近700人次。

（6）罗仁教授在当地举办"不治已病治未病"讲课，进行中医科普下基层、服务社区，让义诊和中医科普打通"最后一公里"，下沉至最基层。通过历次讲座，培训学员超500人次。

（祝轩　陈日华　陈淑娴　王春蓬　罗仁）

广东省名中医

罗仁

临证思维

上 篇

临床病案诊治思维

下　篇

徒弟跟师体会摘录

目

录

广东省名中医

罗仁临证思维

上 篇

临床病案诊治思维

一、肺系病证

（一）感冒

病案

朱××，女，17岁。2022年6月9日初诊。

患者4天前受凉后出现鼻塞流涕，无发热恶寒，休息后症状持续不缓解。昨日并发咳嗽，咽痒无咽痛，无汗出，稍觉头晕、无头痛，口干欲饮，无胸闷。咽轻度充血。舌淡红，苔薄白、偏干，脉细。

中医诊断：感冒（风热犯肺证）。

中医治法：疏风清热，宣肺止咳。

处方：

黄芩10g	厚朴10g	荆芥10g	炒苍耳子10g
桔梗10g	苦杏仁10g	桑叶15g	薄荷6g（后下）
陈皮10g	金银花10g	蝉蜕6g	连翘15g
炙甘草5g			

共3剂，每日1剂，水煎服。

诊治思维：①端午节前后，雨水盛，暑热夹湿，患者受凉而出现鼻塞流涕，此乃风邪所致，诊断为感冒。②继见咳嗽，舌淡红，苔白而干，咽部轻度充血，乃风邪化热入肺，风邪上受，首先犯肺。③治当疏风清热，宣肺透表。④方以荆芥、炒苍耳子、薄荷、蝉蜕疏风通窍，黄芩、桑叶、金银花、连翘清热解毒，厚朴、桔梗、苦杏仁、陈皮宣肺化痰止咳，炙甘草调和诸药。

随访：服药3剂后痊愈。

（二）咳嗽

病案1

● 文××，女，40岁。2022年1月27日初诊。

患者1周前开始出现咳嗽，无痰，咽喉不利，眠可，大便硬，小便调。舌淡红，苔薄白，脉浮弦。

中医诊断：咳嗽（风热证）。

中医治法：疏风清热，宣肺止咳。

处方：

桑叶15g	菊花15g	金银花15g	苍耳子10g
苦杏仁10g	姜半夏10g	桔梗10g	瓜蒌仁20g
厚朴10g	炙甘草5g		

共5剂，每日1剂，水煎服。

诊治思维：①患者咳嗽1周来诊，虽无发热，但病程短，属于外感咳嗽。②伴咽喉不适，大便干，苔薄白，脉浮，亦为在表在肺，为风热证。③治当疏风清热，宣肺止咳。④方中桑叶、菊花、金银花清热，苍耳子祛风透表，苦杏仁、桔梗、厚朴宣肺止咳，姜半夏、瓜蒌仁宽胸化痰，炙甘草调和诸药。

随访：服药1剂，咳嗽减轻，继服中药。

病案2

● 张××，男，42岁。2022年1月27日初诊。

因"反复咳嗽3年"来诊。平素怕冷，每年进食寒凉食物后出现咳嗽、咽痒、腰痛、眠差，大便不爽，夜尿每晚2～3次。舌淡胖、有齿痕及裂纹，脉沉弦。

中医诊断：咳嗽（脾肾阳虚证）。

中医治法：补脾益肾，宣肺止咳。

处方：

桂枝15g	白芍15g	白术15g	黄芪10g
苦杏仁10g	桔梗10g	浙贝母10g	金樱子30g
酸枣仁30g	炙甘草5g		

共7剂，每日1剂，水煎服。

诊治思维： ①患者咳嗽3年来诊，为内伤咳嗽，方以苦杏仁、桔梗、浙贝母宣肺化痰止咳。②平素怕冷，舌淡胖，脉沉弦，为肾阳不足，用桂枝、白芍、白术、黄芪益气固表通阳。③睡眠不好，夜尿频。金樱子、酸枣仁可安神固肾缩尿。

随访： 服中药后咳嗽缓解，受凉后症状反复。

病案3

● 邓××，男，28岁。2022年1月27日初诊。

因"反复咳嗽3周"来诊。3周前患者开始出现咳嗽，咳剧则胸痛，咯黄痰，怕热，易出汗，无口干口苦，纳可，眠欠佳，二便调。舌红、有裂纹，苔薄白，脉细。

中医诊断： 咳嗽（风热证）。

中医治法： 疏风清热，宣肺止咳。

处方：

桑叶15g	黄芩15g	荆芥穗10g	连翘20g
苦杏仁10g	姜厚朴10g	桔梗10g	姜半夏10g
瓜蒌仁15g	苍耳子10g	玄参15g	炙甘草5g

共5剂，每日1剂，水煎服。

诊治思维： ①患者反复咳嗽3周来诊，病在肺。②咳嗽、痰黄、胸痛、怕热，痰热内虚，小陷胸汤证。③舌红、有热、有裂纹，为阴虚体质，示邪热伤津伤阴之势。④方以苦杏仁、姜厚朴、桔梗宣肺，桑叶、黄芩、连翘清肺热，姜半夏、瓜蒌仁化痰散结，苍耳子、荆芥穗祛风透表并引邪外出，玄参生津养阴清热。

随访： 服药5剂后痊愈。

病案4

● 苏××，男，50岁。2022年1月27日初诊。

因"发现尿酸升高2年余，咳嗽3天"来诊。现鼻塞，咳嗽，痰多色白，无口干，无关节疼痛，纳眠可，二便调。舌淡红，苔薄黄，脉沉弦。

中医诊断： 咳嗽（风热犯肺证）。

中医治法： 清热利湿，宣肺止咳。

处方：

百合30g	黄柏10g	薏苡仁30g	盐牛膝30g
山药30g	赤芍10g	苍术10g	车前子15g
广金钱草30g	白茅根30g	茵陈30g	苦杏仁10g
苍耳子10g	姜半夏10g	炙甘草5g	

共7剂，每日1剂，水煎服。

诊治思维： ①患者体检发现高尿酸血症来诊，如进一步发展，出现关节痛，则为痛风性关节炎。②随着社会发展，生活水平提高，人们进食海鲜多，故高尿酸血症、痛风已成为常见病、慢性病。③痛风为终身性疾病，但可防可控，故应做好科普宣教。④痛风进一步发展成痛风性肾病，严重时则会引起尿毒症，将给患者带来更大的痛苦。⑤防控痛风应从源头抓起，从小培养科学的生活方式，如多运动、多饮水、少吃高嘌呤食物、定期体检等。⑥百合、薏苡仁、山药可以降低尿酸故平时可多食。⑦本次处方是痛风方加味，加苦杏仁、苍耳子、姜半夏是针对患者有咳嗽症状，可宣肺通鼻窍、化痰止咳，标本同治。

随访： 服药3剂后咳嗽好转，痛风亦无发作。

病案5 &

●马××，男，35岁，2022年5月26日初诊。

因"咳嗽1周"来诊。现状为咳嗽、痰黄稠，伴鼻塞、咽痒，口干无口苦，无发热恶寒，小便尚调，大便溏。舌淡红，苔薄黄，脉弦。查体见咽充血，双侧扁桃体不大。

中医诊断：咳嗽（风热犯肺证）。

中医治法：疏风清热，化痰止咳。

处方：

桑叶20g	黄芩15g	连翘15g	苦杏仁10g
姜厚朴10g	浙贝母20g	桔梗10g	荆芥穗10g
牛蒡子15g	炒苍耳子10g	麸炒白术15g	炙甘草5g

共5剂，每日1剂，水煎服。

诊治思维：①咳嗽1周来诊，病位在肺。②鼻塞、咽痒为风气胜，咯痰黄稠、苔薄黄、脉弦为热，故辨证属外感风热犯肺。③方用桑菊饮、银翘散二方化裁：荆芥穗、炒苍耳子疏风通窍，桑叶、黄芩、连翘清热解毒，苦杏仁、姜厚朴、牛蒡子宣肺利咽，浙贝母、桔梗散结化痰，因大便溏、舌淡红提示有脾虚体质，故加麸炒白术以健脾。

随访：服药5剂后痊愈。

病案6 &

●朱××，男，50岁。2022年7月7日初诊。

因"咳嗽1月"来诊。感冒后反复咳嗽、痰少，气促，口苦，无胸闷，口不干，二便正常。舌淡红，苔黄、有裂纹，脉浮弦。

中医诊断：咳嗽（风热证）。

中医治法：疏风清热，宣肺止咳。

处方：

桑叶15g	桔梗10g	金银花15g	浙贝母10g

黄芩15g　　　　姜厚朴10g　　　苦杏仁10g　　　蒸陈皮10g

炙甘草5g

共7剂，每日1剂，水煎服。

诊治思维：①感冒后，余邪未清，邪干于肺，肺气不宣，上逆而咳，故诊为外感咳嗽。②少痰、口苦、苔黄，脉浮弦，为风热证。③舌淡红、苔有裂纹，提示气阴两虚体质，用药不宜过于苦寒。④方以桑叶、金银花、黄芩疏风清热，桔梗、浙贝母、苦杏仁宣肺止咳，姜厚朴、蒸陈皮降气化痰，炙甘草调和诸药。

随访：服药3剂后咳嗽减轻，7剂后痊愈。

病案7

● 郭××，女，51岁。2022年7月21日初诊。

因"咳嗽2周"来诊。现患者咳嗽、咽痒，咯白色稀痰，口干、多饮，无鼻塞流涕，无头痛，无发热恶寒，纳眠可，二便调。查体：双肺呼吸音清，未闻及干湿啰音。舌淡红，苔白，脉浮弦。辅助检查：2022年7月18日胸部CT显示，左肺下叶感染，双肺多发小结节。

中医诊断：咳嗽（风热犯肺证）。

中医治法：疏风清热，宣肺止咳。

处方：

桑叶20g　　　　黄芩15g　　　　连翘15g　　　　苦杏仁10g

姜厚朴10g　　　浙贝母20g　　　桔梗10g　　　　荆芥穗10g

牛蒡子10g　　　鱼腥草30g　　　姜半夏10g　　　炙甘草5g

共14剂，每日1剂，水煎服。

诊治思维：①咳嗽2周来诊，属外感咳嗽。②风热犯肺，咽痒为风，口干多饮，脉浮弦为热。③胸部CT显示"双肺多发小结节"。④方用桑叶、黄芩、连翘、苦杏仁、荆芥穗、姜半夏清散风热、宣肺化痰。姜厚朴、浙贝母、桔梗、牛蒡子、鱼腥草宣降肺气、散结解毒。

● 2022年8月11日二诊。

经治疗后，咳嗽、咽痒症状缓解，偶咯白色稀痰，无鼻塞流涕，无头痛，无发热恶寒，纳眠可，二便调。查体：双肺呼吸音清，未闻及干湿啰音。舌淡红、苔白，脉浮弦。

中医诊断： 咳嗽（风热犯肺证）。

中医治法： 疏风清热，宣肺止咳。

处方：

黄连10g	姜半夏10g	麸炒枳壳15g	瓜蒌仁15g
浙贝母20g	鱼腥草30g	桔梗10g	连翘15g
玄参15g	苦杏仁10g	煅牡蛎30g（先煎）	

炙甘草5g

共14剂，每日1剂，水煎服。

诊治思维： ①咳嗽、咽痒已缓解。②舌淡红，脉浮弦，主余邪未清。③CT提示左肺下叶感染，双肺多发小结节。④治用小陷胸汤加麸炒枳壳、浙贝母、连翘、苦杏仁、煅牡蛎宣肺散结，鱼腥草、桔梗、玄参凉血解毒。⑤很多患者查胸部CT时发现肺部小结节，大多为炎症性结节，可以选用浙贝母、苦杏仁、瓜蒌仁、煅牡蛎、海蛤壳、鱼腥草等宽胸散结、宣肺解毒。

病案8

● 邹××，男，32岁。2022年7月21日初诊。

因"感冒后咳嗽3天"来诊。患者感冒后咳嗽，痰少色黄，口干，咽痛，无发热恶寒，无头痛身重。舌淡红、苔黄腻，脉细数。辅助检查：2022年4月医院CT检查显示：右肺结节。

中医诊断： 咳嗽（风热证）。

中医治法： 疏风清热，宣肺止咳。

处方：

桑叶20g	黄芩15g	连翘15g	苦杏仁10g
姜厚朴10g	浙贝母10g	桔梗10g	荆芥穗10g
牛蒡子10g	炒苍耳子10g	姜半夏10g	炙甘草5g

共4剂，每日1剂，水煎服。

诊治思维： ①感冒后咳嗽，乃余邪未清，邪入于肺，肺气上逆而咳，诊为咳嗽。②咳嗽3天，仍以外感咳嗽论治。③痰少而色黄，口干、咽痛，苔黄腻，脉细数，属风热犯肺。④方以桑叶、黄芩、连翘、苦杏仁、荆芥穗、姜半夏疏风宣肺，清热化痰，浙贝母、桔梗利咽散结，姜厚朴、牛蒡子、炒苍耳子宣通肺气。

● 2022年8月11日二诊。

经治疗后仍觉口干，头晕，咽痛，腰酸，小便黄，精神焦虑。舌淡红、有齿印，脉弦细。2022年8月4日尿常规检查：尿蛋白（＋）。

中医诊断： 郁病（邪郁少阳证）。

中医治法： 和解少阳。

处方：

北柴胡15g	黄芩15g	党参30g	百合30g
知母10g	炒酸枣仁30g	麸炒白术15g	制何首乌20g
桑叶15g	益母草30g	炙甘草5g	

共7剂，每日1剂，水煎服。

诊治思维： ①患者有焦虑症病史。②口苦口干，头晕，邪在少阳，少阳枢机不利则精神焦虑，肝木克土则舌淡、有齿印，故宜从郁病论。③治疗以小北柴胡汤合酸枣仁汤和解少阳、养肝安神，党参、麸炒白术健脾，制何首乌、桑叶清肺通腑，益母草活血利水治蛋白尿。④本例是焦虑症（郁病）为本，外感咳嗽为标，故先治标，后治本。

病案9 ∽

● 罗××，女，49岁。2022年8月25日初诊。

3个多月前因咳嗽查胸部CT提示：右肺肿物，确诊为右下肺癌。在广州某三甲医院住院治疗。近期发现肺癌已脑转移和骨转移，开始服用靶向药物。现干咳无痰，咽痒，无气促，无胸痛，时有头痛，眠差，食欲可，无口干口苦，二便调。舌暗红、有齿痕、苔薄白，脉沉弦细。

中医诊断： 咳嗽（痰瘀互结证）。

中医治法： 化痰祛瘀。

处方：

北柴胡15g	黄芩15g	党参30g	桔梗10g
荆芥穗10g	苦杏仁10g	姜半夏10g	鱼腥草30g
浙贝母20g	桃仁10g	百合30g	姜厚朴10g
炙甘草5g			

共7剂，每日1剂，水煎服。

诊治思维： ①患者虽确诊肺癌，但以咳嗽为主症就诊，故中医诊断为咳嗽。②舌暗红、脉沉弦乃血瘀之象，癌性病灶乃癥瘕积聚之物，为痰瘀互结所致，故治应化痰祛瘀。③姜半夏、浙贝母、桃仁活血化痰，北柴胡、姜厚朴行气宽胸，荆芥穗疏散风邪，桔梗、苦杏仁升降配合，宣肺止咳，佐以黄芩、鱼腥草、百合清热滋阴，炙甘草调和诸药，治疗咽干咽痒。脉沉细，肺脾气虚，故以党参补益脾肺之气，祛邪与扶正并举。④对于癌症晚期患者，应立足于扶正祛邪，减轻痛苦，提高其生存质量。

随访： 服药后咳嗽减轻，睡眠改善，间有头痛。

病案10 ∽

● 卢××，女，27岁。2022年9月22日初诊。

因"咳嗽、咽痒2月余"来诊。患者为教师，工作繁忙，近2个月来干咳无痰，咽痒、咽痛，口干，多饮，无发热及气促，无胸痛，曾到某医院就诊，予"枇杷叶、芦根、瓜蒌皮"等治疗，症状反复，纳眠可，二便调。舌淡红，苔黄、有齿印，脉浮。查体：咽充血，双侧扁桃体不大；双肺呼吸音清，未闻及干湿啰音。

中医诊断：咳嗽（风热证）。

中医治法：疏风散热，利咽止咳。

处方：

桑叶20g	黄芩15g	连翘15g	苦杏仁10g
姜厚朴10g	浙贝母10g	桔梗10g	荆芥穗10g
牛蒡子10g	蝉蜕5g	炙甘草5g	

共7剂，每日1剂，水煎服。

诊治思维：①患者为教师，工作繁忙，近2个月来咽痒咽痛、干咳无痰，考虑为慢性咽炎，教师等职业多见此病。②病位在表，多为风邪所侵，故见脉浮；咽痛咽痒、干咳、舌苔黄为热象，辨证为风热证。③治疗以疏风散热、利咽止咳为法，方以自拟经验方"止咳方"化裁。④方中桑叶疏风润肺止咳，桔梗利咽宣肺，苦杏仁宣肺止咳，姜厚朴行气以肃降，宣降同用，条畅肺气宣降之气机，肺气宣降正常则咳嗽自消。黄芩、连翘清热解毒，荆芥穗疏散风邪，牛蒡子、蝉蜕利咽疏风，止咽部痛痒，针对慢性咽炎，加浙贝母散结，炙甘草调和诸药。

● **2022年10月20日二诊。**

诉初次诊治后症状缓解，1周前受凉后症状复发，现咳嗽，痰黏难咯，咽痒无咽痛，口干，多饮，偶有鼻塞流涕，无发热、气促，无胸痛，纳眠可，二便调。适值经期将至。舌淡红、有齿印，苔薄黄，脉浮。

中医诊断：咳嗽（风热证）。

中医治法：疏风散热，利咽止咳。

处方：

桑叶15g	菊花15g	炒苍耳子10g	苦杏仁10g
黄芩15g	荆芥穗10g	蒸陈皮10g	北柴胡15g
益母草30g			

共7剂，每日1剂，水煎服。

诊治思维：①患者有慢性咽炎，为职业病，劳累后感受风邪，症状复作。②仍为风邪侵犯表位，见脉浮；咽痒、痰黏、口干、舌苔黄为热象，属风热证。③治疗当以疏风散热、利咽止咳为法，继续以自拟经验方"止咳方"化裁。④与前方稍作调整，去桔梗、连翘、牛蒡子、蝉蜕、浙贝母，加菊花助桑叶散风热、清肺热。桑叶、菊花常相需为用，有增强疏散肺卫风热之效。另加炒苍耳子通鼻窍，蒸陈皮理气。⑤患者适值经期将至，虑其存在热入血室之变，故加用北柴胡和解少阳，益母草调经。所谓"见肝之病，知肝传脾，当先实脾"，未病先防，乃中医"治未病"的理念，临床需时时谨记。

病案11

● 姚××，男，49岁。2023年2月23日初诊。

因"咳嗽3年余"来诊。3年来反复咳嗽，自行服用"止咳药物"后症状可临时缓解。平素咽痒无咽痛，痰多、白色为主，周身散在皮疹，怕冷，胃纳一般，夜寐欠佳，二便尚调。舌淡红、边有齿印，苔薄少，脉沉细。有慢性非萎缩性胃炎、甲状腺结节、胆囊息肉、肺结节既往病史。

中医诊断：咳嗽（脾肺气虚证）。

中医治法：补肺健脾，化痰止咳。

处方：

桑叶20g	黄芩15g	连翘15g	苦杏仁10g
姜厚朴10g	浙贝母10g	桔梗10g	荆芥穗10g
牛蒡子10g	蒸陈皮10g	法半夏10g	桂枝10g

白芍10g　　　　麸炒白术15g　炙甘草5g

共7剂，每日1剂，水煎服。

诊治思维：①本病属于咳嗽。咳嗽日久，当属内伤咳嗽。②舌淡红、边有齿印，苔薄少，脉沉细，为肺脾气虚之候。③治应补肺健脾，化痰止咳。④方选罗氏止咳方加减，桑叶、黄芩、荆芥穗疏风清热，连翘、桔梗、牛蒡子利咽止咳，苦杏仁宣肺止咳，姜厚朴、蒸陈皮、法半夏燥湿化痰，麸炒白术补气健脾，浙贝母止咳化痰，桂枝、白芍调和营卫，顾护肺卫之气，炙甘草调和诸药。

●**2023年3月9日二诊。**

反复咳嗽，咽痒，无咽痛，痰多、白色为主，周身散在皮疹，怕冷，胃纳一般，夜寐欠佳，易醒，二便尚调，无口干口苦，无气促胸闷。查体：躯干部位散在红色丘疹，无渗液，无瘙痒。舌淡胖、边有齿印、苔薄少，脉沉细。

中医诊断：咳嗽（脾肺气虚证）。

中医治法：补肺健脾，化痰止咳。

处方：

党参30g　　　　白术15g　　　　百合30g　　　　苦杏仁10g

桔梗10g　　　　浙贝母10g　　　法半夏10g　　　炒苍耳子10g

姜厚朴10g　　　炙甘草5g

共7剂，每日1剂，水煎服。

诊治思维：①患者反复咳嗽3年余，痰多、色白，病位在肺，肺主皮毛，肺气不足，外邪侵犯，故见皮疹；舌淡胖、边有齿印为脾虚之象，脾胃不足，夜寐难安；肺脾气虚日久，咳嗽反复难愈。②治应补肺健脾，化痰止咳。党参、白术益气健脾，浙贝母、法半夏、姜厚朴理气化痰，苦杏仁、桔梗升降相合，宣肺止咳，炒苍耳子通窍宣肺，百合滋阴养肺且安神助眠。

● 2023年6月22日三诊。

现咳嗽好转，平素咽痒无咽痛，伴有鼻塞，痰多、以白色为主，周身散在皮疹稍好转，无口干口苦，无气促胸闷，胃纳一般，夜寐欠佳，易醒，二便尚调。舌淡胖，边有齿印、苔薄，脉浮细。

中医诊断：咳嗽（痰湿阻肺证）。

中医治法：宣肺化痰。

处方：

桑叶20g	黄芩15g	连翘15g	苦杏仁10g
姜厚朴10g	浙贝母10g	桔梗10g	荆芥穗10g
牛蒡子10g	法半夏10g	炒苍耳子10g	红花5g
炙甘草5g			

共7剂，每日1剂，水煎服。

诊治思维：经治疗后，患者咳嗽好转，暂不更方。续予罗氏止咳方宣肺止咳，现鼻塞，痰多、色白，周身皮疹瘙痒，肺脾气虚，痰湿内蕴，兼风邪外袭，予法半夏燥湿化痰，炒苍耳子祛风湿通鼻窍；病已3年余，故加红花活血化瘀。

病案12

● 余××，女，29岁。2023年5月11日初诊。

因"咳嗽2周"来诊。1周前再次感染新冠病毒，现已转阴，症见咳嗽，咽痒，痰多色黄，间中带血丝，咳剧腹痛，鼻塞流黄涕，纳眠差，小便黄，大便调。妊娠16周。2022年12月首次感染新冠病毒。舌淡胖、有齿印、苔薄黄，脉细滑。

中医诊断：咳嗽（风邪犯肺证）。

中医治法：疏风宣肺止咳。

处方：

荆芥穗10g	黄芩10g	北柴胡10g	苦杏仁10g

党参15g	浙贝母10g	桔梗10g	法半夏10g
砂仁5g（后下）	薄荷5g（后下）		桑叶10g
紫苏叶10g	炙甘草5g		

共3剂，每日1剂，水煎服。

诊治思维：①咳嗽2周，咽痒，痰多色黄，病位在肺。鼻塞、咽痒为风气胜，咯痰黄稠、苔薄黄为热，风性上行，邪在上焦，故宜宣肺疏风止咳。②方用桑菊饮、银翘散二方化裁：荆芥穗、薄荷、紫苏叶疏风通窍，黄芩、桑叶清热解毒，苦杏仁、桔梗一升一降，宣发肺气，浙贝母散结化痰，北柴胡、法半夏和解表里。③考虑患者在孕期，脾胃不足，故以党参、砂仁健脾和胃安胎。④患者为孕妇，曾二次感染新冠病毒，"二阳"后仍有咳嗽，故仍按咳嗽论治。

随访：服药后诸症减轻。

病案13

● 吴××，男，68岁。2023年6月22日初诊。

因"咳嗽1月"来诊。1月前感染新冠病毒后出现咳嗽，痰不多，睡眠差，二便调。既往肾积水、肠息肉术后、反流性食管炎、胆囊结石、脂肪肝、高脂血症、肺结节、2型糖尿病病史。舌淡红，苔白腻，脉弦。

中医诊断：咳嗽（痰湿阻肺证）。

中医治法：疏风宣肺，化痰止咳。

处方：

桑叶20g	黄芩15g	连翘15g	苦杏仁10g
姜厚朴10g	浙贝母20g	桔梗10g	荆芥穗10g
牛蒡子10g	法半夏10g	葶苈子15g	盐车前子15g
百合30g	炙甘草5g		

共7剂，每日1剂，水煎服。

诊治思维：①患者为新冠病毒感染后咳嗽1个月来诊，病程较长，属于咳嗽病。②痰不多，睡眠差，舌淡红、苔白腻，脉弦，属痰湿阻肺证。③治应疏风宣肺，化痰止咳。④方中桑叶、黄芩、连翘、荆芥穗、牛蒡子疏风清肺，苦杏仁、姜厚朴、浙贝母、桔梗宣肺止咳，法半夏止咳化痰，百合润肺安神。⑤因有肾积水，故用苦杏仁、葶苈子、盐车前子宣肺利水，肺为水之上源，肾积水可从肺论治。

随访：服药后咳嗽缓解，睡眠改善。

（三）哮病

病案

● 陈××，女，34岁。2022年2月24日初诊。

患者发作性气喘气促3年余，近1周发作且加重，伴咳嗽、咯少量黄色泡沫样痰，喉中哮鸣有声，鼻塞，无恶寒发热，无口干，舌边、舌尖红，苔薄黄，脉浮细。产后近2月，现处于哺乳期。

中医诊断：哮病（风热痰凝证）。

中医治法：疏风清热，涤痰平喘。

处方：

桑叶10g	金银花15g	黄芩15g	苦杏仁10g
厚朴10g	桔梗10g	苍耳子10g	炙麻黄10g
法半夏10g	炙甘草5g		

共7剂，每日1剂，水煎服。

诊治思维：①患者气喘气促，喉中痰鸣有声，谓之哮喘。②适值初春天气寒冷（气温14℃），多为冷哮，但患者舌边、舌尖红，痰色黄，故辨为热哮。中医治法为疏风清热，涤痰平喘。③患者处于哺乳期（产后近2月），用药应平和。④本方以桑叶、金银花、黄芩清热解毒，苦杏仁、厚朴、桔梗、法半夏宣肺化痰平喘，鼻塞用苍耳子、炙麻黄加强平喘之功。

随访：服药3剂后症状减轻，7剂后未再发作。

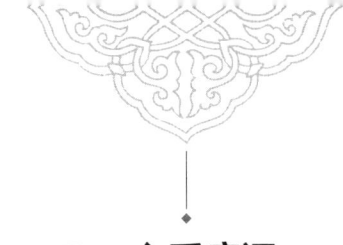

二、心系病证

（一）胸痹

病案1

●李××，女，60岁。2022年3月24日初诊。

因"左侧胸闷痛1月"来诊。症见：左侧胸闷痛，动则加剧，咳嗽咯白痰，怕冷，右侧腰痛，难以入睡，夜尿每晚1~3次，尿急，纳眠一般，大便干，每日行1~2次。舌淡红、苔白腻，脉弦。

中医诊断：胸痹心痛（心阳虚证）。

中医治法：温阳理气通痹。

处方：

姜半夏10g	瓜蒌皮15g	薤白15g	桂枝10g
苦杏仁10g	麸炒枳壳15g	北柴胡15g	黄连5g
炙甘草5g			

共14剂，每日1剂，水煎服。

诊治思维：胸部闷痛，以瓜蒌薤白半夏汤加桂枝、麸炒枳壳、北柴胡理气通阳。少佐黄连，亦同小陷胸汤之方。

随访：服药后胸痛缓解。

病案2

●张××，女，44岁。2022年8月25日初诊。

因"反复胸痛20余年"来诊。患者20余年前开始无明显诱因反复出现胸痛，每次持续数小时，2019年5月于广东省某中医院行冠脉造影未见明显狭窄，诊断为"心律失常（偶发房性期前收缩，又称'房性早搏'）"。现偶有胸痛，经期短，量少，眠可，大便溏，小便调。舌偏红，苔薄白，脉弦。有鱼腥草注射液过敏史。

中医诊断：胸痹（肝郁证）。

中医治法：疏肝活血，化痰宽胸。

处方：

黄连10g	姜半夏10g	瓜蒌仁15g	北柴胡15g
黄芩15g	党参30g	益母草30g	当归5g
炙甘草5g			

共7剂，每日1剂，水煎服。

诊治思维：①因"反复胸痛20余年"来诊，诊为胸痹。②患者平素工作压力大，肝失疏泄，胸中气机不畅，肝木乘脾，痰湿内生，心脉痹阻，诱发本病。本病有经期短、量少为血虚之证，大便溏为脾虚之候，舌偏红、脉弦为肝郁化火之象。③治应疏肝活血，化痰宽胸。④以黄连、姜半夏、瓜蒌仁（小陷胸汤）清热化痰宽胸，北柴胡、黄芩、党参（小北柴胡汤）疏肝健脾并和解少阳，益母草活血调经，当归补血活血，炙甘草调和诸药。

随访：服药后胸痛暂时缓解，因外界刺激，偶有发作。

（二）心悸

病案1

● 刘××，女，53岁。2022年6月23日初诊。

因"心悸胸闷半月余"来诊。患者自觉胸闷心悸，6月14日至某医院住院治疗，心电图示：窦性心律、正常心电图；动态心电图示：窦性心律、偶发房早，偶发室早，偶发交界性逸搏。诊断为心脏神经症。自觉心悸胸闷，忧思多虑，口干口苦，夜寐欠佳，二便尚调。2022年6月确诊为高脂血症，未经系统治疗。有烟酰胺过敏史。查体：心率76次/min，律齐，各瓣膜听诊区未闻及病理杂音。舌淡暗，边有齿印，苔薄白、见裂纹，脉弦。

中医诊断：心悸（气阴两虚，肝郁脾虚）。

中医治法：疏肝解郁，益气养阴。

处方：

北柴胡15g	黄芩15g	党参30g	熟地黄20g
麦冬15g	山药30g	牡丹皮10g	五味子10g
酒萸肉20g	百合30g	知母15g	炙甘草5g

共3剂，每日1剂，水煎服。

诊治思维：①心悸、胸闷半月余来诊，病属心悸。②平素胸闷，忧思多虑，夜卧不宁，舌淡暗、边有齿印，为肝郁脾虚之候。③口干口苦、舌有裂纹，为阴虚之证。④结合脉证，为肝郁脾虚、气阴两虚，治宜疏肝健脾，益气养阴。⑤以自拟小生六汤益气养阴为主，复以北柴胡疏肝，山药健脾，百合、知母安神除烦。

随访：服药后诸症减轻。

病案2

● 韩××，女，25岁。

因"反复心悸3月余"来诊。自诉感染新冠病毒后出现心悸，咽部有异物感，睡眠差，疲倦乏力，于2023年1月3—10日在医院心内科住院，动态心电图提示为频发室性早搏，部分二联律。治疗后好转。现症：心悸，咽部有异物感，疲倦乏力，胃纳可，夜寐差，二便调。舌淡胖、有齿印，苔腻，脉弦细。患者13岁时曾在广东省某三甲医院行心脏房间隔缺损修补术。

中医诊断：心悸（心脾两虚证）。

中医治法：补益心脾，养血定悸。

处方：

炒白术10g	茯苓10g	黄芪20g	龙眼肉10g
炒酸枣仁20g	党参30g	木香10g	五味子10g
当归10g	制远志10g	百合20g	炙甘草5g

共7剂，每日1剂，水煎服。

诊治思维：①患者因"反复心悸3月余"来诊，中医诊断为心悸。②心悸（俗称心跳，简称悸）是指以自觉心跳、惊慌不安、不能自主为主要表现的疾病。心悸临床一般多呈阵发性，每因情志波动或劳累过度而发作，且常与失眠、健忘、眩晕、耳鸣等症同时并见。患者感染新冠病毒后担忧思虑过度，脾失运化之权，气血化源不足，故纳少、疲倦乏力。心血不足，则心悸。神明失养，神不守舍，则失眠健忘。舌淡胖、有齿印，苔腻，脉弦细符合心脾两虚之证。③治应补益心脾，养血定悸。④方宜归脾汤加减，以炒白术、茯苓、黄芪、党参、炙甘草甘温补脾，脾旺则气血生化有源；心者，脾之母，炒酸枣仁、制远志甘温酸苦，补心；龙眼肉补心脾、益气血；黄芪配伍当归益气生血；百合、五味子养心安神；搭配木香，补而不滞，防止滋腻碍胃。全方心脾同治，气血同调。

随访：服药后心悸明显减轻，但劳累忧思则加重。

病案3 ♋

● 谭××，男，25岁。2023年6月22日初诊。

主因"反复心悸、心慌7年"来诊。患者7年前因发热后出现心悸不适，2022年5月23日在医院行24h动态心电图，提示频发室性早搏，每日2 664次，伴耳鸣、手偏冷，无发热、偏瘫、眼花、胸闷、胸痛、便血等，起病以来胃纳一般，二便调，寐安，舌淡红，苔薄，脉弦细。既往遗尿，12岁时停止，每月遗精2~3次。

中医诊断：心悸（心肾两虚证）。

中医治法：补益心肾，养血定悸。

处方：

麦冬15g	黄芩15g	党参30g	煅龙骨30g（先煎）
北柴胡15g	山药30g	牡丹皮10g	五味子10g
酒萸肉20g	菟丝子30g	百合30g	龙眼肉10g
熟地黄20g	炙甘草5g		

共7剂，每日1剂，水煎服。

诊治思维：①患者心悸、心慌来诊，中医诊断为心悸（心肾两虚证）。②心悸是指以自觉心跳、惊慌不安、不能自主为主要表现的疾病。③本例患者担忧、思虑过度，脾失运化之权，气血化源不足，故纳少、疲倦乏力。心血不足，则心悸。久病体虚，心肾两虚，肾失固摄，则遗尿、遗精。舌淡红，苔薄，脉弦细符合心肾两虚之证。④治应补益心肾，养血定悸。⑤熟地黄、酒萸肉、菟丝子补益肾阴，党参、山药甘温补脾，脾旺则气血生化有源；以龙眼肉补心血不足，以五味子、百合养心阴；麦冬润肺养阴，益胃生津；牡丹皮清热凉血，活血化瘀；北柴胡、黄芩和解少阳，泻肝热，煅龙骨重镇固摄；炙甘草调和诸药。全方心肾同治，气血同调。

随访：服药7剂后心悸明显减轻。

（三）不寐

病案1

● 黄××，女，51岁。2022年1月27日初诊。

半年前患者开始出现睡眠欠佳，现难以入睡、易醒，偶有心悸，烦躁，手指麻木，大便调。舌淡暗、有齿印及裂纹，脉弦细。月经不规律。

中医诊断：不寐（心肾不交证）。

中医治法：养心除烦，安神固肾。

处方：

炒酸枣仁30g	金樱子30g	党参30g	麦冬15g
五味子10g	益母草30g	川芎10g	牡丹皮15g
知母10g	煅牡蛎30g	百合30g	浮小麦30g
炙甘草5g			

共7剂，每日1剂，水煎服。

诊治思维：①睡眠欠佳半年来诊，属于不寐病。②伴心悸、烦躁，与患者的性别（女性）、年龄（51岁）及处于更年期有关，与肝肾有关。③舌淡暗、有齿印及裂纹，脉弦细，心脾血虚故舌淡、有齿印，肾阴亏虚则脉弦细。④党参补益脾肺，益气生津；麦冬养阴清热；五味子酸温敛阴；三者合用为"生脉散"之意，益气生津。处方以生脉散、知母、百合、浮小麦养心除烦，川芎活血行气、祛风止痛，牡丹皮清热凉血、活血化瘀，煅牡蛎收敛固涩、制酸止痛，炒酸枣仁合金樱子安神固肾，加用益母草调经活血。⑤现代社会人们生活工作压力大，缺少运动，故失眠人群越来越多，应指导患者减压，放松心情，加强运动，养成良好的生活习惯。重在养心，心藏神。

随访：服药后睡眠改善，心悸、烦躁减轻。

病案2

● 单××，女，64岁。2022年3月10日初诊。

因"失眠5年余"来诊。现难入睡，易醒，头晕，空胀感，耳鸣，少气，疲倦，小便多，夜尿3次，大便正常，平素畏寒，口苦、口干。脉弦缓，舌质红。

中医诊断：不寐（阴阳两虚证）。

中医治法：滋阴温阳补肾。

处方：

熟地黄15g	山药30g	酒萸肉20g	桂枝15g
麸炒白术15g	党参30g	炒酸枣仁30g	金樱子30g
北柴胡15g	黄芩10g	姜半夏10g	天麻10g
炙甘草5g			

共7剂，每日1剂，水煎服。

诊治思维：①以"失眠5年余"为主诉，诊断属不寐病。②疲倦，少气，小便多，夜尿频，耳鸣，病位在脾肾。③口苦、口干，舌质红，为阴虚，平素怕冷，则属阳气亏损，辨证为脾肾亏虚、阴阳两虚，治宜健脾（党参）固肾（金樱子），养阴（熟地黄、山药、酒萸肉）与温阳（桂枝），麸炒白术健脾益气。④老年患者伴头晕、口干，故以北柴胡、黄芩、姜半夏、天麻和解少阳，祛风止眩。炙甘草调和诸药。

● 2022年3月24日二诊。

患者难入睡，易醒，耳鸣，头晕、乏力减轻，小便多，夜尿每晚3次，大便正常。畏寒，口苦、口干。舌红，脉弦缓。

中医诊断： 不寐（阴阳两虚证）。

中医治法： 滋阴补肾温阳。

处方：

炒酸枣仁30g	百合30g	知母10g	浮小麦30g
党参30g	麦冬15g	五味子10g	丹参15g
金樱子30g	石菖蒲20g	天麻10g	炙甘草5g

共14剂，每日1剂，水煎服。

诊治思维： 不寐在心、肾、肝，故选酸枣仁汤、生脉散加味，加丹参、天麻平肝化瘀，石菖蒲通窍，炒酸枣仁、金樱子可安神固肾缩尿。

病案3

● 黄××，女，59岁。2022年3月10日初诊。

因"睡眠障碍1月，伴畏寒1周"来诊。现畏寒，出冷汗，小便黄浊，大便溏，无口干，时有头晕头痛，纳眠差，难入睡。舌质红，脉沉细。

中医诊断： 不寐（阴阳两虚证）。

中医治法： 养阴温阳，安神助眠。

处方：

山药30g	酒萸肉20g	党参30g	麸炒白术20g
桂枝15g	白芍15g	炒酸枣仁30g	百合30g

浮小麦30g　　　炙甘草5g

共14剂，每日1剂，水煎服。

诊治思维： ①患者以睡眠障碍来诊，属于不寐病。②伴畏寒、出冷汗，为阳气不足，但舌质红、脉沉细则为阴虚之候，故为阴阳两虚。③方以山药、酒萸肉养阴，党参、麸炒白术、桂枝、白芍健脾温阳，炒酸枣仁、百合、浮小麦安神助眠。虽言心藏神，然阴阳两虚、神不守舍亦致失眠也。

随访： 服药后睡眠改善，畏寒减轻。

病案4

● 杨××，女，61岁。2022年3月24日初诊。

因"睡眠欠佳2年余"来诊。2年余前患者开始出现睡眠欠佳，经常难以入睡，易醒，夜尿多，大便调，平素不耐寒冷饮食，容易出现口腔溃疡。舌淡红，苔薄白，脉细。

中医诊断： 不寐（肾阳虚证）。

中医治法： 温肾助阳。

处方：

熟地黄15g　　　山药30g　　　酒萸肉20g　　　茯苓15g

桂枝10g　　　白芍15g　　　炒酸枣仁30g　　　金樱子30g

炙甘草5g

共14剂，每日1剂，水煎服。

诊治思维： 夜卧不宁，夜尿频，互为因果，治肾为主，以熟地黄、山药、酒萸肉补肾，茯苓健脾、宁心安神，炒酸枣仁、金樱子安神固摄，桂枝、白芍调和营卫并通阳气，炙甘草调和诸药。

随访： 服药后睡眠改善，夜尿减少。

● 王××，男，35岁。2022年5月26日初诊。

患者平日夜寐欠佳，多梦易醒，胃纳可，小便黄，大便尚调。舌淡胖、苔薄黄，脉弦细。2019年体检发现血压偏高，患痛风性关节炎病史多年，未经系统诊治。辅助检查：2022年5月23日生化检查提示，尿酸548μmol/L，总胆固醇6.65mmol/L，甘油三酯3.29mmol/L。

中医诊断：不寐（心脾两虚证）。

中医治法：益气养阴，养心安神。

处方：

炒酸枣仁30g	百合30g	知母10g	浮小麦30g
党参30g	麦冬15g	五味子10g	丹参15g
茵陈30g	荷叶10g	麸炒白术20g	金樱子30g
炙甘草5g			

共14剂，每日1剂，水煎服。

诊治思维：①有痛风、高血压病史，但未经系统诊治，故应加强对常见病的管理与宣教。②就诊主诉睡眠欠佳，多梦易醒，当诊为中医不寐病。③舌淡胖，脉弦细，病在心脾两虚，药以党参、麸炒白术健脾，百合、浮小麦、麦冬、五味子养心，炒酸枣仁、知母、金樱子安神固肾，见脾之病，必兼养心固肾，疗效更好。治未病之脏腑，亦为"上工治未病"之意。④就诊时为暑热之季，故加茵陈、荷叶清暑祛湿，按时令而制宜也。

随访：服药后睡眠改善。

● 郑××，男，66岁。2022年6月23日初诊。

因"夜寐不安半年"来诊。患者诉睡后易醒，醒后难再次入睡，小便尚调，大便不爽。既往高血压病10余年，规律服药。舌淡胖、边有齿印，苔薄白，脉弦。

中医诊断：不寐（心脾两虚证）。

中医治法：补气健脾，养心安神。

处方：

党参30g	黄芪30g	白术20g	制远志10g
炒酸枣仁30g	当归5g	北柴胡15g	五味子10g
茯神10g	麦冬15g	炙甘草5g	

共7剂，每日1剂，水煎服。

诊治思维：①夜寐不安半年来诊，为不寐病，病位在心。②舌淡胖、边有齿印，脉弦，为脾虚。③证属心脾两虚，治应党参、黄芪、白术、当归健脾，茯神宁心安神，制远志、五味子、麦冬养心安神，炒酸枣仁镇静安神，北柴胡疏肝，炙甘草调和诸药。

随访：服药后睡眠明显改善。

病案7

● 陈××，女，37岁。2022年6月23日初诊。

因"夜寐不安2年，加重4天"来诊。患者自生产二胎后，一直失眠、夜寐不安，3天前加重，夜间难寐，腹胀，口干口苦、口气臭秽，无头晕眼花，小便色清，大便干。平日月经规则，量少。舌淡红、边有齿印、苔薄白，脉沉弦。

中医诊断：不寐（气阴两虚证）。

中医治法：益气养阴，养心安神。

处方：

熟地黄20g	酒萸肉20g	山药30g	党参30g
麦冬15g	五味子10g	北柴胡15g	黄芩15g
麸炒白术20g	百合30g	益母草30g	当归5g
炒酸枣仁10g	知母10g	炙甘草5g	

共3剂，每日1剂，水煎服。

诊治思维：①夜寐不安不宁2年，属不寐病。②口干口苦、大便干，为阴虚之征，舌淡红、边有齿印，脉沉弦，为气虚表现，故辨证为气阴两虚。③方以自拟小生六汤益气养阴，加用百合、炒酸枣仁、知母安神除烦，益母草、当归养血活血，因心主血而藏神也。

随访：服药后诸症减轻。

病案8

● 王×，男，47岁。2022年7月7日初诊。

因"夜寐不安2年余"来诊。现时有失眠、疲倦乏力，动则汗出，脱发，寒热不显，无口干，大便溏，小便调。舌质红，舌苔少、有裂纹，脉弦细。

中医诊断：①不寐（气阴两虚证）。②自汗（肺卫气虚证）。

中医治法：固表敛汗，养心安神，滋阴固肾，健脾补肺。

处方：

黄芪30g	麸炒白术20g	防风10g	炒酸枣仁30g
麦冬15g	五味子10g	党参30g	酒萸肉20g
山药30g	百合30g	炙甘草5g	

共7剂，每日1剂，水煎服。

诊治思维：①心藏神，心神不宁，则夜寐不宁，故用生脉散加炒酸枣仁、百合养心安神。②疲倦乏力，大便溏，乃脾虚失健。药用党参、白术（四君子汤）。③动则汗出，肺卫不固，方用玉屏风散。④脱发，舌红，少苔、有裂纹，脉弦细，责于肾阴亏虚，药以麦冬、酒萸肉、山药之类。⑤心脾肺肾俱虚，取用生脉散、玉屏风散、四君子汤、六味地黄丸四方化裁，共奏固表敛汗、养心安神、滋阴固肾、健脾补肺之效。⑥本例为复合证，病机复杂，治用复合方调治脏腑也。

随访：服药7剂后睡眠改善，疲乏、汗出减轻，仍有脱发，大便质软。

病案9

● 钟××，男，39岁。2022年9月22日初诊。

因"失眠半年"来诊。现眠差，夜尿多。舌淡红、有齿印，脉弦缓。

中医诊断：不寐（心肾不交证）。

中医治法：清热滋阴，交通心肾。

处方：

炒酸枣仁30g	百合30g	知母10g	浮小麦30g
党参30g	麦冬15g	五味子10g	丹参15g
炙甘草5g			

共7剂，每日1剂，水煎服。

诊治思维：①失眠半年，辨病属不寐。②平素不寐，伴见夜尿多，病位在心肾。心肾相交，心火下到肾中，温暖肾水，肾水上到心，制约心火。心火无制约，扰动心神，故见不寐。肾水无心火温煦，故见夜尿多。③治应清热滋阴，交通心肾。④方以酸枣仁汤、生脉散加味养心益气安神，浮小麦、五味子味酸收敛心火，丹参凉血活血，养血安神。

病案10

● 郭××，女，47岁。2022年9月22日初诊

因"睡眠欠佳1月"来诊。1个月前开始睡眠欠佳，眠中汗出，口干、口苦，小便黄，大便调。既往有乳腺纤维瘤、肝血管瘤、慢性胆囊炎、胆囊息肉、宫颈囊肿病史。停经3月余。舌淡红、有齿印及裂纹，苔薄白，脉弦缓。

中医诊断：不寐（阴虚证）。

中医治法：养阴清热安神。

处方：

熟地黄20g	山药30g	酒萸肉20g	知母15g

栀子10g　　　　炒酸枣仁30g　　百合30g　　　　益母草30g

煅牡蛎30g（先煎）　　　　　　　浮小麦30g　　炙甘草5g

共7剂，每日1剂，水煎服。

诊治思维：①睡眠欠佳1月，辨病属不寐。②阳入阴则眠，阴虚不能引阳入内，则浮阳外越，迫津外泄，眠中汗出；热扰心神，故见睡眠欠佳，口干、口苦，小便黄。舌淡红、有齿印及裂纹，苔薄白，脉弦缓当属阴虚之证。③治应养阴清热安神。④方以六味地黄汤三补以补阴，知母、栀子以清热泻火，炒酸枣仁、百合滋阴养心安神，煅牡蛎、浮小麦补虚敛汗。

● 2022年10月20日二诊。

服药后睡眠改善，出汗减少，仍有口干、口苦，小便黄，大便调。舌淡红、有齿印及裂纹，苔薄白，脉弦缓。

中医诊断：不寐（阴虚证）。

中医治法：养阴清热，疏肝安神。

处方：

熟地黄20g　　　山药30g　　　酒萸肉20g　　　知母15g

栀子10g　　　　炒酸枣仁30g　　百合30g　　　　浮小麦30g

党参15g　　　　益母草30g　　　黄芩15g　　　　北柴胡15g

煅牡蛎30g（先煎）　　　　　　　炙甘草5g

共7剂，每日1剂，水煎服。

诊治思维：①服药后，不寐、汗多症状好转，仍有口干、口苦，小便黄，乃少阳枢机不利之证。②治疗以养阴清热，疏肝安神。③方以熟地黄、山药、酒萸肉、知母、栀子清热，炒酸枣仁、百合养阴安神，浮小麦、煅牡蛎敛汗安神，益母草调经安神，黄芩、北柴胡、党参合小北柴胡之义，和解少阳，枢机得利。

病案11 ✿

● 魏××，女，55岁。2022年10月6日初诊。

20年前患者开始出现难以入睡，心烦等症状，少许口干，无口苦，二便调。舌淡红、有裂纹，苔薄白，脉弦细。

中医诊断： 不寐（心神不宁证）。

中医治法： 补益心脾，养血安神。

处方：

炒酸枣仁30g	百合30g	知母10g	浮小麦30g
党参30g	麦冬15g	五味子10g	丹参15g
煅牡蛎30g（先煎）		炙甘草5g	

共7剂，每日1剂，水煎服。

诊治思维： ①患者因20年难以入睡来诊，症见难以入睡，心烦，少许口干，无口苦，二便调，舌淡红、有裂纹，苔薄白，脉弦细。中医诊断为不寐（心神不宁证）。②患者思虑过度，忧思伤脾，心血暗耗，心神失养，神不守舍而致难以入睡。心血虚损导致心阴暗耗，虚火内扰，则见心烦口干。舌淡红、有裂纹，苔薄白，脉弦细，为心血不足之证。②治应补益心脾，养血安神。③以罗氏安神方加减，炒酸枣仁、百合宁心安神；麦冬、五味子滋阴安神，知母、浮小麦清热除烦，煅牡蛎重镇安神，炙甘草调和诸药，心脾同治。气为血之帅，气旺则血自生，血足则心有所养，心神安宁，卧寐必宁。

随访： 服药后睡眠较前改善。

病案12 ✿

● 吕某，男，42岁。2022年10月6日初诊。

因"失眠2年余"来诊。2年前患者开始出现失眠，长期口服阿普唑仑片。现神疲乏力，少气懒言，腰膝酸软，失眠健忘，注意力不集中，大便溏，头发早白，烦躁不安，易怒，心悸，自汗，眼睛干涩，痰多，容易感冒。舌淡胖、有齿印，苔薄白，脉弦缓。既往有乙肝大三阳、高尿酸血症、颈动脉硬化病史。

中医诊断：不寐（气阴两虚证）。

中医治法：益气养阴。

处方：

北柴胡15g	黄芩15g	党参30g	熟地黄20g
麦冬15g	山药30g	牡丹皮10g	五味子10g
酒萸肉20g	知母10g	白术20g	炒酸枣仁30g
姜半夏10g	炙甘草5g		

共7剂，每日1剂，水煎服。

诊治思维：①患者工作繁忙，2年余前开始出现失眠，诊断为不寐病。②患者症状繁多，神疲乏力、少气懒言为气虚之象，腰膝酸软、头发早白为肾精亏虚之象，失眠健忘、注意力不集中、心悸、烦躁不安为心阴虚火旺之象，大便溏和舌淡胖、有齿印为脾虚失运之象，自汗、容易感冒、痰多为肺脾气虚、卫外不固、肺失宣肃之象，易怒、眼睛干涩、脉弦缓为肝阴虚阳亢之象，病位涉及五脏，以气阴两虚为主。③治应以益气养阴为法。④以小生六汤加减益气养阴，调理五脏，方中北柴胡、黄芩、牡丹皮疏肝泻火，党参补脾益气，白术健脾燥湿，熟地黄、麦冬、山药、五味子、酒萸肉滋阴生津，炒酸枣仁养心安神，姜半夏燥湿化痰，知母清退虚热，炙甘草调和诸药。

随访：服药后睡眠稍改善，劳累忧思则加重。

病案13

● 钟××，女，50岁。2023年2月23日初诊。

因"睡眠差10余年"来诊。患者10余年前开始出现睡眠差，入睡困难，易醒，醒后难以入睡，胃纳一般，间有胃胀，饮食不慎后难以入睡，乏力，大便不爽，小便可。曾诊断为神经衰弱、慢性胃炎。舌淡、有齿印，少苔，脉细弱。

中医诊断：不寐（脾气虚证）。

中医治法：补脾益气，养血安神。

处方：

炒酸枣仁30g	百合30g	知母10g	浮小麦30g
党参30g	麦冬15g	五味子10g	丹参15g
苦杏仁10g	制何首乌20g	益母草30g	炙甘草5g

共7剂，每日1剂，水煎服。

诊治思维：①患者主因"睡眠差10余年"来诊，诊断为不寐。②胃不和则卧不安，故饮食不慎后难以入睡，胃纳一般、间有胃胀、大便不爽，为脾失健运，胃失受纳之象，乏力、舌淡、有齿印为气虚之证，少苔、脉细弱为阴血不足之候，辨证为脾气虚，兼有阴血不足。③治应补脾益气，养血安神。④以罗氏安神方加减，重用党参补脾益气，炒酸枣仁养心安神，百合、知母、麦冬养阴生津并清心安神，五味子宁心安神，丹参活血安神，苦杏仁、制何首乌宣肺通腑，正值更年期，加浮小麦益气除热，益母草活血调经，炙甘草调和诸药。

随访：服药后睡眠稍改善，仍有胃胀，大便偏烂。

病案14

● 邹××，男，33岁。2023年3月9日初诊。

患者失眠来诊。精神焦虑，睡眠欠佳、易醒，易疲劳，双眼胀、视物疲劳，咽干不适，少许胸闷，腰酸，大便偏干，小便色偏黄、多泡沫，夜尿1次。舌红胖、边有齿印，脉弦细。

中医诊断：不寐（气阴两虚、肝郁脾虚）。

中医治法：益气养阴，解郁安神。

处方

北柴胡15g	黄芩15g	党参30g	熟地黄20g
麦冬15g	山药30g	牡丹皮10g	五味子10g
酒萸肉20g	萹蓄15g	炒酸枣仁20g	桑叶20g

炙甘草5g

共7剂，每日1剂，水煎服。

诊治思维：①患者因失眠来诊，属中医不寐范畴。②咽干、腰酸、小便黄、夜寐不安、大便干、舌红胖、脉弦细为阴虚之候。③疲劳，舌胖、边有齿印为气虚之征。④目胀、胸闷、焦虑为肝郁气滞之象，辨证属气阴两虚、肝郁脾虚。治宜益气养阴，解郁安神。⑤以自拟小生六汤化裁，方中北柴胡、黄芩、党参取小北柴胡汤方义，党参、麦冬、五味子为生脉饮，加熟地黄、山药、牡丹皮、酒萸肉为六味地黄丸之义，既益气养阴，又疏肝解郁，更补肾填精，三方合用，精、气、神同调。加萹蓄清利下焦之热，炒酸枣仁养心安神，桑叶清肝明目，炙甘草调和诸药。

随访：服药7剂后未见改善，继用原方7剂病情好转。

病案15

● 王××，女，59岁。2023年3月23日初诊。

因"睡眠差2周"来诊，自觉脘腹胀满，胸闷胀，双侧肩部酸痛，呃逆，心烦，夜寐不安，大便2日1次，小便无力。舌淡红，苔薄白，脉细弱。既往有甲状腺结节、肺结节病史。

中医诊断：不寐（气阴两虚证）。

中医治法：益气养阴，交通心肾。

处方：

党参30g	百合30g	知母10g	浮小麦30g
麦冬15g	五味子10g	丹参15g	炒酸枣仁30g
金樱子30g	瓜蒌仁20g	天麻10g	浙贝母20g
法半夏10g	炙甘草5g		

共14剂，每日1剂，水煎服。

诊治思维：①患者睡眠欠佳，夜寐不安来诊，诊断为不寐。②胸闷胀、脘腹胀满、肩部酸痛、呃逆、小便无力、舌淡红、苔薄白、脉弱，为心脾气虚、木虚土乘之证，正所谓"胃不和则卧不安"；心烦、夜寐不安、大便干、脉细，为阴虚、虚热内扰之兆。③辨证为气阴两虚，肝气犯脾。④治疗以益气养阴为法，方中党参、麦冬、五味子为生脉散，用以益气养阴，百合、知母则清热滋阴、祛除烦热，辅以炒酸枣仁养心安神，佐以浮小麦、丹参补益心气，金樱子固肾缩尿，瓜蒌仁、天麻、法半夏平肝和胃、降逆，浙贝母化痰散结，炙甘草调和诸药。

随访： 服药后诸症减轻。

病案16

●阮××，男，58岁。2023年3月23日初诊。

因"睡眠障碍半年"来诊。夜寐欠安，早醒，醒后难再入睡，精神可，反复腰痛，下肢乏力，下肢无水肿，出汗减少，大便不爽，小便量多，每晚夜尿1次。既往有高血压病史18年，最高血压达160mmHg，有脂肪肝、房颤、腰椎间盘突出病史。体格检查见其面色黧黑，体形肥胖，双下肢无水肿，舌淡红、有裂纹，苔薄白，脉沉弦。

中医诊断： 不寐（气阴两虚证兼有痰湿内蕴）。

中医治法： 益气养阴，燥湿化痰。

处方：

党参30g	山药30g	酒萸肉20g	盐杜仲30g
盐牛膝15g	白术15g	丹参15g	炒酸枣仁20g
蒸陈皮10g	法半夏10g	炒薏苡仁30g	炙甘草5g

共14剂，每日1剂，水煎服。

诊治思维： ①患者久病体虚，气血耗伤，脾肾之气不足，温煦无力，导致尿多、大便不爽，脾肾之阴津不足，则夜卧难安。气阴不足，运化失调，则痰湿内蕴，体形肥胖。②治应益气养阴，燥湿化痰。党参、山药、酒萸肉、白术益气健脾，且山药、酒萸肉可补脾肾之阴精；蒸陈皮、法半夏、炒薏苡仁理气化痰，配以丹参活血通络；盐杜仲、盐牛膝引药下行且补肾强腰骨，炒酸枣仁安神助眠，炙甘草调和诸药。

● 2023年4月6日二诊。

现睡眠欠安，难以入睡，早醒，醒后手麻，难再入睡，偶有腰痛，下肢乏力，口干减轻，出汗减少，偶尔有烂便，夜尿每晚1次。舌淡红、有裂纹，苔薄白，脉沉弦。

中医诊断：不寐（气阴两虚证）。

中医治法：益气养阴，宁心安神。

处方：

党参30g	麦冬15g	五味子10g	百合30g
法半夏10g	首乌藤30g	浮小麦30g	白术15g
酒萸肉20g	山药30g	柏子仁30g	炙甘草5g

共7剂，每日1剂，水煎服，一次用量200mL。

诊治思维：①患者因睡眠障碍来诊，中医诊断为不寐（气阴两虚）。②不寐是以经常不能获得正常睡眠为特征的一类病证，多为情志不遂、饮食不节、劳逸失调、久病体虚等因素引起脏腑机能紊乱，气血失和，阴阳失调，阳不入阴而发病。病位主要在心，涉及肝胆脾胃肾，病性有虚有实，且虚多实少。治疗以补虚泻实、调整脏腑阴阳为原则。《素问》云"年四十，而阴气自半也"，本例患者思虑过度，脾失运化之权，气血化源不足，故纳少、疲倦乏力。心脾阴血不足，神明失养，神不守舍，则睡眠欠安，醒后难以入睡。阴虚阳不内守，虚阳外浮则汗出。舌淡红、有裂纹，苔薄白，脉沉弦，符合气阴两虚证。③治应益气养阴，宁心安神。④方中党参、麦冬、五味子养阴增液，益气生津；法半夏燥湿化痰；白术为健脾胃要药，功能利水祛湿；百合滋阴养心，酒萸肉、山药补肝肾又益脾阴，首乌藤、柏子仁养心安神，浮小麦益气除热，炙甘草调和诸药。全方益气养阴，共奏安神助眠之功。

● 2023年4月20日三诊。

夜寐欠安，难以入睡，早醒，醒后难再入睡，手麻、腰痛、下肢乏力好转，口干减轻，出汗减少，偶尔有稀烂便，每天2～3次，夜尿1次。面色黧黑，体形肥胖，双下肢无水肿。舌淡红，有裂纹，苔薄白，脉沉弦。

中医诊断：不寐（气阴两虚证）。

中医治法：益气养阴，宁心安神。

处方：

党参30g	麦冬15g	五味子10g	百合30g
法半夏10g	首乌藤30g	浮小麦30g	白术15g
酒萸肉20g	山药30g	柏子仁30g	荷叶10g
茵陈30g	煅牡蛎30g（先煎）		炙甘草5g

共7剂，每日1剂，水煎服。

诊治思维：①患者复诊症状较前好转，夜寐欠安，难以入睡，辨病为不寐，口干、解稀烂便，舌淡红、有裂纹，辨证为气阴两虚。②选方生脉散加减益气养阴，加百合、首乌藤、柏子仁、煅牡蛎潜阳安神。患者面色黧黑，体形肥胖，考虑"肥人多痰湿"，予法半夏、白术、茵陈、荷叶健脾化湿排浊，浮小麦、酒萸肉、山药滋阴敛汗。

● 2023年6月8日四诊。

病史同前，患者感染新冠病毒8天后，睡眠改善，偶有早醒、便溏、头晕，下肢乏力，多汗，无腹胀腹痛。舌淡红胖、有齿痕，苔薄白，脉沉弦。

中医诊断：不寐（脾虚湿困）。

中医治法：健脾化湿。

处方：

党参30g	麦冬15g	五味子10g	百合30g

法半夏10g	首乌藤30g	浮小麦30g	白术15g
酒萸肉20g	山药30g	柏子仁30g	荷叶10g
陈皮10g	茵陈30g	炙甘草5g	

共7剂，每日1剂，水煎服。

诊治思维：①患者睡眠障碍来诊，中医诊断为不寐（脾虚湿困）。②脾胃居人体中焦，是人体气机升降出入的枢纽，脾主运化、主升清，胃主受纳、主降浊，任何影响脾胃升降、纳运的因素均可导致卧不安。《素问·逆调论》中有记载："人有逆气不得卧……胃者六腑之海，其气亦下行。阳明逆不得从其道，故不得卧也。"本例患者思劳过度，导致脾胃受损，升降失调，内生湿浊。阻碍气血运行，阴阳出入无序，魂魄难以安其宅，导致睡眠不安。痰浊中阻，气机不畅，扰乱心神，夜卧不宁。舌淡胖、有齿印，苔薄白，脉沉弦，符合脾虚痰湿之证。③治应健脾化湿。④方中陈皮、茵陈、荷叶健脾化湿，行气化痰，化浊和胃；党参、麦冬、五味子养阴增液，益气生津；法半夏燥湿化痰；百合滋阴养心；酒萸肉、山药补肝肾，益脾阴；首乌藤、柏子仁养心安神；浮小麦益气除热，炙甘草调和诸药。全方健脾益气，祛湿化痰，共奏安神助眠之功。

● **2023年6月22日五诊。**

睡眠稍有改善，偶有早醒、便溏、头晕，双下肢乏力，多汗，无腹胀腹痛。患者面色黧黑，体形肥胖，双下肢无水肿。舌淡红胖、有齿痕，苔薄白，脉沉弦。

中医诊断：不寐（脾虚湿困证）。

中医治法：健脾化湿。

处方：

| 党参30g | 麦冬15g | 五味子10g | 百合30g |
| 法半夏10g | 首乌藤30g | 浮小麦30g | 白术15g |

酒萸肉20g	山药30g	柏子仁30g	桃仁10g
蒸陈皮10g	茵陈30g	荷叶10g	红花5g
炙甘草5g			

共7剂，每日1剂，水煎服。

诊治思维：①复诊患者，睡眠障碍半年，辨病属不寐。②患者体形肥胖，偶有早醒、便溏、头晕，双下肢乏力，多汗，舌淡红且胖、有齿痕，苔薄白，脉沉弦，为脾虚湿困证。③治应健脾化湿，党参、麦冬、五味子、白术健脾益气，法半夏、蒸陈皮健脾化痰，酒萸肉、山药固肾养阴，茵陈、荷叶、红花、桃仁化瘀排浊，另予百合、首乌藤、柏子仁宁心安神。

病案17

● 赖××，女，67岁。2023年4月6日初诊。

因"睡眠障碍20余年"来诊。诉20余年前开始出现睡眠障碍，恐惧，焦虑，呃逆，难以入睡，易醒，怕冷，小便多，大便调。既往有萎缩性胃炎、肠上皮化生、胆囊结石病史多年。舌淡暗，苔薄白，舌下静脉曲张，脉弦细弱。

中医诊断： 不寐（阴阳两虚）。

中医治法： 温阳补肾，解郁安神。

处方：

党参30g	麦冬15g	五味子10g	百合30g
山药30g	金樱子30g	柏子仁20g	浮小麦30g
桂枝10g	白芍15g	北柴胡15g	黄芩15g
黄芪30g	当归5g	炙甘草5g	

共7剂，每日1剂，水煎服。

诊治思维：①患者睡眠障碍，中医诊断为不寐。②患者工作压力大，情志不畅致肝郁不舒，引起失眠、焦虑甚至恐惧，长期熬夜兼肝郁化热，致气阴耗伤，日久渐至阳虚，故见不寐、易醒、怕冷、小便多。气虚推动无力，血行瘀滞，故见舌下脉络怒张。呃逆为脾胃虚弱、胃气上逆之故。总体辨证当属阴阳两虚，兼有肝郁、血瘀之证。舌脉均从其证。③治疗以温阳补肾，解郁安神为法。④方中党参、麦冬、五味子为生脉饮，补气养阴，山药、金樱子、桂枝、黄芪、当归可补益脾阳、温补脾肾。百合、柏子仁宁心安神，白芍、北柴胡、黄芩疏肝解郁，疏肝与柔肝并用，浮小麦升提阳气，炙甘草调和诸药。

● 2023年4月20日二诊 ●

服药后睡眠好转，仍有恐惧，焦虑，呃逆，难以入睡，易醒，怕冷，伴有心慌，眼睑不自主抽动，易出汗，易上火、口腔溃疡，小便多，大便调。舌淡暗，苔薄白，舌下静脉曲张，脉弦细弱。

中医诊断：不寐（心肾阳虚证）。

中医治法：温补心肾。

处方：

党参30g	麦冬15g	五味子10g	百合30g
山药30g	金樱子30g	炒酸枣仁30g	浮小麦30g
桂枝10g	白芍15g	北柴胡15g	黄芩15g
黄芪30g	当归5g	枸杞子20g	麸炒白术20g
鹿角霜10g	炙甘草5g		

共7剂，每日1剂，水煎服。

诊治思维：①服药后，患者睡眠好转。②续以前方温补心肾，患者既往有萎缩性胃炎病史，现呃逆加麸炒白术补气健脾，平素怕冷加鹿角霜温肾助阳，易上火、口腔溃疡予枸杞子滋补肝肾之阴。

● 2023年5月11日三诊 ●

经治疗，现睡眠改善，但仍有恐惧，焦虑，呃逆，怕冷，自汗，心慌，眼睑不自主抽动，白带多，外阴瘙痒，小便多，大便调。舌淡暗，苔薄白，舌下静脉曲张，脉细弱。

中医诊断：①不寐（心肾阳虚证）。②瘙痒（湿热下注证）。

中医治法：温补心肾，利湿止痒。

内服方：调整睡眠。

浮小麦30g	桂枝10g	白芍15g	北柴胡15g
黄芩15g	黄芪30g	当归5g	金樱子30g
炒白术20g	鹿角霜10g	枸杞子20g	党参30g
麦冬15g	五味子10g	百合30g	山药30g
煅牡蛎30g（先煎）		炙甘草5g	

共14剂，每日1剂，水煎服。

外洗方：外治阴痒。

地肤子30g	盐黄柏20g	侧柏叶30g	白芷10g
白鲜皮30g	蛇床子30g	荆芥穗10g	红花5g
炙甘草5g			

共7剂，每日1剂，水煎外洗会阴处。

诊治思维：①此患者不寐多年，长期处于焦虑状态，肝脾不调，气机不畅，故见呃逆。心阳不足，肾水不济，故见恐惧、畏寒、心慌、小便多。肝风内动，故见眼睑抽动。心肾肝脾均不调，气血阴阳不畅，故见长期不寐。近日饮食不节，岭南湿热之邪来犯，加之本身长期气郁化热、肾阴不足，故出现外阴瘙痒等湿热下注之证。②本次复诊以不寐为主，故以中药内服以温补心肾；兼夹之湿证，可予利湿止痒之外洗方药对症处理。③内调方药以小生六汤及黄芪桂枝五物汤加减，黄芪、炒白术、党参健脾益气，浮小麦补益肺气、固表止汗，山药补益脾肾，北柴胡、白芍疏肝解郁，黄芩清热凉血燥湿，清除郁热、虚热，枸杞子补益肝肾；麦冬养阴清热，五味子酸温敛阴，百合润肺除烦，三者合用益气养阴；佐以金樱子、鹿角霜补肾缩泉，煅牡蛎重镇安神，桂枝温阳通脉，当归养血和血，炙甘草调和诸药。

● 2023年6月8日四诊。

因"睡眠障碍20余年，胃脘胀1周"来诊。经治疗，病情稳定，现睡眠改善，恐惧、焦虑、自汗、心慌、怕冷减轻，纳欠佳，胃脘胀，呃逆，眼睑不自主抽动，眼睛干痒、分泌物多，白带多，外阴瘙痒，尿频，大便溏。舌淡暗、有齿印，苔薄白，舌下静脉曲张，脉细弱。

中医诊断：①胃痞病（脾虚湿困证）。②不寐（心脾两虚证）。

中医治法：健脾祛湿，养心安神。

处方一：治脾胃（先服）

蒸陈皮10g	黄芪20g	党参15g	北柴胡20g
炒白术15g	姜厚朴10g	茯苓15g	姜半夏10g
神曲10g	砂仁5g（后下）		炙甘草5g

共7剂，每日1剂，水煎服。

处方二：调睡眠（后服）

浮小麦30g	炒酸枣仁30g	百合30g	知母10g
丹参15g	五味子10g	麦冬15g	党参30g
姜厚朴10g	枸杞子20g	桑叶15g	砂仁5g（后下）
炙甘草5g			

共7剂，每日1剂，水煎服。

诊治思维：①患者胃脘不适、呃逆嗳气、便溏，舌淡、有齿印，诊断为胃痞病，病位在胃，与脾相关。患者年老久病，脾胃气弱，外加近日饮食不节，脾胃运化失常，故见胃胀、呃逆，为脾虚湿困之证。故宜健脾祛湿，以罗氏治胃汤加减。蒸陈皮、北柴胡、姜厚朴、姜半夏疏肝理气，黄芪、党参、茯苓健脾益气，加炒白术、砂仁、神曲以助运化，消胀满。②患者失眠20余年，常难入睡，平素焦虑、自汗、心慌、怕冷，为心脾两虚之证，治应健脾养心安神，以罗氏安神汤加减。重用炒酸枣仁、党参以健脾宁心安神，百合、知母清热除烦，麦冬养阴，五味子酸温敛阴，以上诸药合用既益气养阴又除烦安神。枸杞子补益肝肾，浮小麦敛阴止汗，姜厚朴、砂仁理气通腑，再配以丹参活血通脉，桑叶轻宣发散，以防补益太过。③"胃不和则卧不安"，加上胃痞之证乃近日饮食不节所致新证，故先以处方一治胃汤健脾和胃除湿，待脾胃运化好转后再以处方二安神汤益气健脾、养心安神。

病案18

● 谢××，男，52岁。2023年4月6日初诊。

因"睡眠欠佳3年余"来诊。现眠差，多梦，目涩，口苦、口臭，嗳气，泡沫尿，夜尿多，小便分叉，大便溏。既往有高尿酸血症、慢性胃炎病史。舌暗红、有裂纹，脉沉弦细。辅助检查：尿酸497μmol/L。

中医诊断：不寐（肾阴虚证）。

中医治法：滋补肾阴。

处方：

北柴胡15g	黄芩15g	党参30g	熟地黄20g
麦冬15g	山药30g	牡丹皮10g	五味子10g
山茱萸20g	红花5g	金樱子30g	百合30g
莲子心5g	炙甘草5g		

共7剂，每日1剂，水煎服，一次用量200mL。

诊治思维：①患者眠差日久，耗伤阴津，故见口干、目涩；加之平素脾肾不足，故见便溏、夜尿、嗳气，舌有裂纹，脉沉细，是为肾阴虚之证。②治应滋补肾阴，以罗氏小生六汤进行加减。党参补益脾肺、益气生津，熟地黄滋阴益肾、填精益髓，北柴胡疏肝解郁，三者合用，补肾调肝，益气养阴，为君药；山药气阴双补、平补三焦，山茱萸补益肝肾、收敛固涩，与熟地黄相伍，为"三补"之意，麦冬养阴清热，五味子酸温敛阴，二者与党参合用为"生脉散"之意，益气生津，为臣药；佐以黄芩、牡丹皮、莲子清心郁热；加上百合滋阴安心神；金樱子固肾缩尿。

随访：服药后睡眠明显改善，夜尿减少。

●黄×，女，55岁。2023年4月6日初诊。

因"梦多1年余"来诊。1年前患者开始出现梦多，晨起痰多色白，不怕冷，纳可，二便正常。舌淡红、有齿痕及裂纹，脉沉缓。既往有肺结节病史。

中医诊断：不寐（气阴两虚证）。

中医治法：益气养阴，化痰散结。

处方：

北柴胡15g	黄芩15g	党参30g	熟地黄20g
麦冬15g	山药30g	牡丹皮10g	五味子10g
酒萸肉20g	浙贝母20g	苦杏仁10g	蒸陈皮10g
法半夏10g	炙甘草5g		

共7剂，每日1剂，水煎服。

诊治思维：①患者梦多，舌淡红、有齿痕及裂纹，脉沉缓，证属气阴两虚。方选小生六汤加减以益气养阴。②患者晨起痰多色白，加蒸陈皮、法半夏、浙贝母健脾化痰散结。

●王××，女，66岁。2023年4月20日初诊。

因"睡眠差10余年"来诊。10余年前患者开始出现睡眠差，依靠阿普唑仑入睡，伴有心悸不适，胸闷，咽部异物感，胃纳一般，大便可，夜尿多。舌淡胖、有齿痕，脉沉细。既往有高血压病史5年，高脂血症、糖尿病、房颤病史3年余，2020年1月行射频消融术，有肺结节，慢性胃炎，肝囊肿病史多年，有痔疮手术史。

中医诊断：不寐（心肾不交证）。

中医治法：育阴潜阳，交通心肾。

处方：

北柴胡15g	黄芩15g	党参30g	熟地黄20g
麦冬15g	山药30g	牡丹皮10g	五味子10g
酒萸肉20g	炒酸枣仁30g	桂枝10g	白芍10g
金樱子30g	法半夏10g	炙甘草5g	

共7剂，每日1剂，水煎服。

诊治思维：①患者长期睡眠差，依靠阿普唑仑入睡，为不寐病。②心悸不适，胸闷、夜尿多，舌淡胖、有齿痕，脉沉细，辨证为心肾不交。③选小生六汤加减，滋养气阴，加用桂枝、白芍起阴中求阳之效，同时予炒酸枣仁宁心安神，金樱子固精缩尿，改善睡眠。

● 2023年5月11日二诊。

患者睡眠差，夜尿频多，依靠阿普唑仑入睡，并见心悸不适，胸闷，咽部异物感，疲倦乏力，胃纳一般，大便可，夜尿多。舌淡胖、有齿痕，苔薄少、偏黄，脉沉细。

中医诊断：不寐（气阴两虚，心肾不交）。

中医治法：益气养阴，交通心肾。

处方：

百合30g	知母10g	浮小麦30g	党参30g
麦冬15g	五味子10g	丹参15g	首乌藤30g
柏子仁30g	金樱子30g	桂枝10g	炙甘草5g

共7剂，每日1剂，水煎服。

诊治思维：①患者失眠多年来诊，中医诊断为不寐。②疲倦乏力，夜尿频多，舌淡胖、有齿印，脉沉细，为脾肾气虚所致，胸闷、心悸为心阳不振之候；夜寐不安，咽部干涩、有异物感，脉细，为心肾阴虚之证，辨证当属气阴两虚，心肾不交。③治应益气养阴、交通心肾为法。④以罗氏安神方加减，方中党参、麦冬、五味子为生脉散，用以益气养阴，百合、知母清热滋阴，祛除烦热，辅以首乌藤、柏子仁养心安神，佐以丹参、桂枝通阳复脉，金樱子固肾缩尿，浮小麦升提气机，炙甘草调和诸药。

●2023年6月8日三诊。

病史同前。睡眠好转，自觉乏力疲倦，动则气短，夜尿频多，伴有心悸不适，胸闷，咽部有异物感，胃纳一般，大便可。舌淡胖、有齿痕，苔薄白，脉沉细。

中医诊断：不寐（气阴两虚证）。

中医治法：益气养阴。

处方：

百合30g	知母10g	浮小麦30g	党参30g
麦冬15g	五味子10g	柏子仁30g	首乌藤30g
金樱子30g	桂枝10g	黄芪30g	防风10g
炒白术15g	红花5g	炙甘草5g	

共7剂，每日1剂，水煎服。

诊治思维：经治后患者睡眠好转，仍有疲倦乏力、动则气短、夜尿频多、舌淡胖、齿印，脉沉细，气虚比较明显，在前方基础上加玉屏风散（黄芪、防风、炒白术）以加强补气，胸闷、心悸未见改善，易丹参为红花以加强活血通络。

●2023年6月22日四诊。

患者睡眠欠佳，难以入睡，自觉乏力疲倦，动则气短，夜尿频多，伴有心悸不适，胸闷，咽部有异物感，胃纳一般，大便不爽，夜尿多，每晚2～3次，小便多泡。舌淡胖、有齿痕，脉弦细。

中医诊断：不寐（气阴两虚证）。

中医治法：益气养阴。

处方：

炒酸枣仁30g	百合30g	知母10g	浮小麦30g
党参30g	麦冬15g	五味子10g	丹参15g
苦杏仁10g	金樱子30g	粉萆薢20g	黄芪30g
煅龙骨30g（先煎）		炙甘草5g	

共7剂，每日1剂，水煎服。

诊治思维：①复诊患者主诉睡眠差，难以入睡，辨病属不寐。②自觉乏力疲倦，动则气短，夜尿频多，伴有心悸不适，胸闷，咽部异物感，大便不爽，夜尿多，小便多泡，舌淡胖、有齿痕，脉弦细。综上症状、舌象，判断为有气虚症状，同时阴阳两虚，并以气阴虚为主。③治疗应益气养阴。④药以党参、黄芪补脾益气；炒酸枣仁、百合、知母、浮小麦、麦冬、五味子、丹参滋阴养血，除烦安神；金樱子、煅龙骨安神固肾以减少夜尿；另小便泡多，予粉萆薢分清泌浊，同时予苦杏仁润肠通便。

病案21

● 刘××，女，60岁。2023年4月20日初诊。

因"反复失眠5年"来诊。退休后出现失眠、难入睡、易醒，胸闷，间有咳嗽，无头痛、胸痛，夜尿频多，每晚4～5次，大便调。舌质淡暗、有裂纹，少苔，脉细数。既往有高血压病史5年，规律服用降压药物治疗，有肺结节、甲状腺结节、脂肪肝、子宫多发肌瘤病史。

中医诊断：不寐（心肾不交证）。

中医治法：滋阴降火，交通心肾。

处方：

丹参15g	牡蛎30g（先煎）	炒酸枣仁30g	
浮小麦30g	五味子10g	浙贝母20g	百合30g
党参30g	知母10g	首乌藤30g	苦杏仁10g

麦冬15g　　　　　炙甘草5g

共7剂，每日1剂，水煎服。

诊治思维：①患者因"反复失眠5年"来诊，属中医不寐范畴。②患者退休后气郁不畅，心肾两脏的阴阳、水火升降失常，水火不济，导致心肾不交，故见失眠、胸闷及夜尿频。少苔、有裂纹、脉细数均为阴虚之象，患者心肾不交，偏于肾阴虚及心火上炎。③治应滋阴降火，交通心肾。④方以酸枣仁汤加减。重用炒酸枣仁为君药，因其甘酸质润，宁心安神。知母苦寒质润，滋阴润燥，清热除烦，加上百合可增强滋阴安神之效，浮小麦可敛阴安神。浙贝母、苦杏仁、麦冬、五味子既开宣肺气，又滋阴润肺、止咳。党参益气健体。牡蛎既重镇潜阳，又散结。首乌藤养血安神，祛风通络。丹参活血祛瘀，清心除烦。炙甘草调和诸药。

随访：服药后睡眠稍改善。

病案22

● 吴××，女，25岁。2023年6月8日初诊。

主因"睡眠差1年"来诊。现眠差，月经延迟，咽喉不适，纳一般，二便调。体检发现高血压、高血脂、高尿酸、脂肪肝。查体：体形偏胖，舌淡胖、有齿印，苔薄白，脉沉弦。

中医诊断：不寐（脾虚痰湿证）。

中医治法：健脾益气，祛湿化痰。

处方：

党参30g	茵陈20g	百合30g	牡蛎30g（先煎）
柏子仁30g	知母10g	浮小麦30g	麦冬15g
五味子10g	益母草30g	炙甘草5g	

共7剂，每日1剂，水煎服。

诊治思维：①患者因睡眠障碍来诊，中医诊断为不寐（脾虚痰湿证）。②脾胃居人体中焦，是人体气机升降出入的枢纽，脾主运化、主升清，胃主受纳、主降浊，任何影响脾胃升降、纳运的因素均可导致卧不安。《素问·逆调论》中记载："人有逆气不得卧……胃者，六腑之海，其气亦下行。阳明逆，不得从其道，故不得卧也。"《医宗必读》中也有相关论述："不寐之故……一曰胃不和。"本例患者饮食不节，平时嗜好肥腻、甘甜、生冷之品，饮食不规律，导致脾胃受损，升降失调，内生湿浊。阻碍气血运行，阴阳出入无序，魂魄难以安其宅，导致睡眠不安。舌淡胖、有齿印，苔薄白，脉沉弦，符合脾虚痰湿之征。③治应健脾益气，祛湿化痰。④方中党参健脾益气，茵陈清热利湿，百合滋阴养心，牡蛎镇静安神，柏子仁养心安神，知母、浮小麦益气除热，麦冬、五味子益气生津，益母草调经利水，炙甘草调和诸药。全方健脾益气，祛湿化痰，共奏安神助眠之功。

● **2023年6月22日二诊。**

病史同前，睡眠好转，月经延迟，纳一般，咽喉不适，伴有恶寒，鼻塞，无咽痛，口干，大便不畅，小便调。查体：血压，左上肢151/109mmHg，右上肢145/107mmHg。体形偏胖。舌淡胖、有齿印，苔白腻，脉沉弦。

中医诊断：①感冒（风热犯肺证）。②不寐（脾虚痰湿证）。

中医治法：疏风清热，宣肺解表。

处方：

桑叶15g	荆芥穗10g	连翘10g	薄荷10g（后下）
苦杏仁10g	桔梗10g	金银花15g	北柴胡10g
黄芩15g	苍耳子10g	广藿香10g	青蒿10g
炙甘草5g			

共4剂，每日1剂，水煎服。

诊治思维：①经治后患者睡眠好转，不慎外感风热，出现咽喉不适、恶寒、鼻塞、口干等风热犯肺表现，体形偏胖，舌淡胖、有齿印，苔白腻，脉沉弦，为脾虚湿蕴之证。②急则治其标，以疏风清热、宣肺解表为法，待感冒缓解，再治其不寐。③方以罗氏感冒方加减，方中桑叶、连翘、金银花疏散风热，荆芥穗宣肺解表，薄荷、苍耳子宣通鼻窍，苦杏仁、桔梗宣降肺气，北柴胡、黄芩和解少阳，炙甘草调和诸药，加青蒿、广藿香芳香化湿。

病案23

● 王××，女，68岁。2023年6月8日初诊。

因"反复胃脘不适、难以入睡2年"来诊。胃脘不适，嗳气，反酸，头痛，眠差，怕冷，每晚夜尿2次。舌淡暗，苔薄、白腻，脉弦细。既往有肾结石病史。辅助检查：外院胃镜检查示慢性胃炎、十二指肠球炎。

中医诊断：①胃痞病（肝胃不和证）。②不寐（心肾不交证）。

中医治法：疏肝和胃，交通心肾。

处方一：

姜厚朴10g	瓜蒌15g	神曲10g	砂仁5g（后下）
黄芪20g	党参15g	紫苏叶10g	北柴胡20g
姜半夏10g	茯苓15g	蒸陈皮10g	炙甘草5g

共7剂，每日1剂，水煎服。

处方二：

浮小麦30g	知母10g	炒酸枣仁30g	百合30g
丹参15g	麦冬15g	五味子10g	党参30g
白芍15g	桂枝10g	金樱子30g	益智仁30g
炙甘草5g			

共7剂，每日1剂，水煎服。两方单双日交替服用。

诊治思维：①患者反复胃脘不适、嗳气反酸，脉弦细，诊断为胃痞病，病位在胃，与肝相关。肝失疏泄，克制脾土，导致腹胀满，为肝胃不和之证。故宜疏肝和胃，以罗氏治胃汤加减。北柴胡、姜半夏、蒸陈皮及姜厚朴以疏肝理气，黄芪、党参、茯苓以健脾益气，加神曲、砂仁以助运化，消胀满。因常有失眠胸闷之证，加紫苏叶以宽胸理气，瓜蒌以理气化痰。②患者失眠2年，常难入睡，平素畏寒、有夜尿，为肾阳不足、心火难以下降、心肾不交之证，故用"交通心肾"法，补肾滋阴降火，宁心安神助眠，以罗氏安神汤加减。炒酸枣仁为汤底以滋阴安神，配合丹参、桂枝以通心脉，加百合、麦冬增强滋阴除烦之效，金樱子、益智仁以补肾固摄，浮小麦、五味子敛汗安神，党参补气养血、健脾开胃，知母清热泻火、滋阴润燥，白芍养血调经，炙甘草调和诸药。③单日用处方一治胃，双日用处方二安神，即为单双日分治疗法。

随访：服药后胃胀减轻，睡眠亦有改善。

病案24

● 梁××，女，52岁。2023年6月8日初诊。

因"眠差20余年"来诊。现眠差，难入睡，易醒，口干、口苦，头胀，小便调，大便无力、2天一行。已停经4个月。舌淡红、有齿印及瘀点，脉细。

中医诊断：不寐（气阴两虚证兼有血瘀）。

中医治法：益气养阴，活血安神。

处方：

炒酸枣仁30g	百合30g	知母10g	浮小麦30g
党参30g	麦冬15g	五味子10g	丹参15g
制何首乌30g	益母草30g	莲子10g	红花5g
炙甘草5g			

共14剂，每日1剂，水煎服。

诊治思维：①患者因"眠差20余年"来诊，当属中医不寐病范畴。②患者52岁，处于更年期，口干、口苦，脉细，为肝肾阴虚；大便无力，舌淡红、有齿印，为脾气虚；舌有瘀点，提示有血瘀，四诊合参，属不寐，气阴两虚兼有血瘀。③治应益气养阴，活血安神。④方选罗氏安神方。炒酸枣仁、百合、知母可养阴安神、除烦，党参、麦冬、五味子生脉散以益气养阴，浮小麦、炙甘草有甘麦大枣汤之意，并有养心安神之功，可缓解女性更年期焦虑等情志问题，心情放松有利于改善睡眠，佐以丹参、益母草、红花活血调经；制何首乌通便，莲子补脾益气、养心安神。

病案25

● 何××，男，54岁。2023年6月22日初诊。

因"夜寐多梦2年"来诊。2年前开始出现夜寐多梦，纳差，疲倦乏力，大便每天2~3次，舌淡红、有齿痕，苔白，脉弱。

中医诊断： 不寐（心脾两虚）。

中医治法： 补益心脾，养血安神。

处方：

炒酸枣仁15g	百合30g	桂枝10g	浮小麦30g
党参30g	麦冬15g	五味子10g	丹参15g
炒白术20g	炒白芍15g	炙甘草5g	

共7剂，每日1剂，水煎服。

诊治思维： ①患者因睡眠障碍来诊，中医诊断为不寐（心脾两虚）。②该患者忧思伤脾，气血化源不足，故疲倦乏力。脾失运化之权，故纳差、大便每天2~3次。心脾阴血不足，神明失养，神不守舍，则睡眠欠安，夜寐多梦。舌淡红、有齿痕，苔白，脉弱，符合心脾两虚之征。③治应补益心脾，养血安神。④方中党参、麦冬、五味子养阴增液，益气生津；百合滋阴养心；炒酸枣仁养心安神；丹参清心凉血，安神；浮小麦益气除热；桂枝温经通络，助阳化气；炒白术补气健脾，燥湿利水；炒白芍平肝止痛，养血调经；炙甘草调和诸药。全方补益心脾，养血安神，共奏安神助眠之功。

随访： 服药后睡眠、胃纳改善，疲倦乏力减轻。

病案26

● 温×，男，30岁。2022年9月2日初诊。

因"纳眠差1个月"来诊。1个月前患者因家庭变故而出现眠差，入睡困难，心烦，精神不振，疲劳乏力，小便正常，大便溏，平素肠胃差，食用生冷食物后易致腹泻。舌边红、有齿印，苔黄腻，脉沉细。

中医诊断：不寐（心脾两虚证兼有湿热）。

中医治法：健脾养心，清热祛湿。

处方：

黄芩15g	茵陈30g	党参30g	醋五味子10g
北柴胡15g	陈皮15g	麦冬15g	炒酸枣仁30g
炒白术20g	炙甘草5g		

共7剂，每日1剂，水煎服。

诊治思维：①患者遭遇家庭变故后，因纳眠差1个月来就医，以入睡困难为主，刻下症见：心烦，便溏，小便可，疲劳乏力，舌边红、有齿印，苔腻。中医辨病为不寐，辨证为心脾两虚兼有湿热，治应健脾养心，清热祛湿，标本同治，方选小北柴胡汤合生脉散加减。方中黄芩、茵陈清泄肝胆湿热为君药，治疗湿热之标，且黄芩与北柴胡相合，和解少阳，外透内清。党参、炒白术健脾益气，加之醋五味子、麦冬、益气养阴，治心脾两虚之本；陈皮理气健脾，为理气药；炒酸枣仁养血补肝，宁心安神；少量炙甘草调和诸药。全方组合严谨，用药精良，并根据患者体质及兼夹症进行药物加减。

②患者为青年男性，突然遭遇失恋、丧父、失业的三重打击，患者情绪郁结，肝气不疏，正如朱丹溪云："气血冲和，万病不生，一有怫郁，诸病生焉。故人身诸病，多生于郁。"郁是失眠发生的重要病因病机之一。此外，岭南地区多湿多热，加之后天之本的脾最喜燥恶湿，两气相感，容易湿盛困脾，久则脾胃受损。因此岭南人多为脾虚湿热体质。在治疗时需兼顾考虑。该患者虽然无明显器质性病理改变，但也属于亚健康状态，其外在行为表现为抽烟、喝酒、不运动、宅家等。建议

采用综合治疗方案：放松心情，适度运动，饮食调整，药物治疗（中药和西药）。具体方药可选择六味地黄丸、小北柴胡汤、生脉饮等加减，效果显著。

● 2022年9月9日二诊。

睡眠较前改善，汗多，其余症状同前。舌边红、有齿印，苔黄腻，脉沉细。

中医诊断、治法同前。

处方：

黄芩15g	茵陈30g	党参30g	醋五味子10g
北柴胡15g	陈皮15g	麦冬15g	炒酸枣仁30g
炒白术20g	素馨花10g	石菖蒲20g	百合30g
首乌藤30g	炙甘草5g		

共7剂，每日1剂，水煎服。

诊治思维：服用7剂药后，患者睡眠质量较前改善，可守前方。但目前出现汗多，考虑患者失眠日久，耗伤气阴，导致卫外能力不足所致。突逢家庭变故，情绪不遂，郁怒伤肝，肝失调达，横乘脾土，脾失健运，气血生化乏源，久则气血阴阳俱虚，一般先累及气阴，常出现神疲乏力、注意力难集中、提不起精神、多汗等症状，可应用生脉饮益气养阴。本次继续加强安眠作用，石菖蒲、首乌藤安神定志，百合清心安神，素馨花疏肝解郁、行气止痛。

● 2022年9月30日三诊。

睡眠较前改善，汗多，余症状同前。舌边红、有齿印，苔黄腻，脉沉细。

中医诊断、治法同前。

处方：

黄芩15g	茵陈30g	党参30g	醋五味子10g
北柴胡15g	陈皮15g	麦冬15g	炒酸枣仁30g
炒白术20g	素馨花10g	石菖蒲20g	百合30g
首乌藤30g	煅牡蛎30g（先煎）		炙甘草5g

共7剂，每日1剂，水煎服。

随访：服用14剂药后，患者睡眠质量较前明显改善，坚守前方。加煅牡蛎收敛固涩以止汗，还可重镇安神。

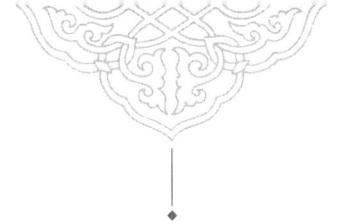

三、脾胃系病证

（一）胃痛

病案1

● 陈××，女，34岁。2022年3月10日初诊。

因"反复胃脘疼痛5年余，复作1周"来诊。外院行电子胃镜、肠镜示"慢性非萎缩性胃炎、结肠镜检查未见明显异常"，诊断为慢性胃炎，对症治疗后可缓解，多因饮食不节而反复发作。自觉胃脘疼痛，口干，肢端发冷，畏寒，无发热，无关节红肿及晨僵，纳一般，夜尿频，大便溏。反复口腔溃疡发作。舌淡红，苔薄黄，脉细数。

中医诊断：胃痛（脾胃阳虚证）。

中医治法：健脾温胃，散寒止痛。

处方：

桂枝15g	干姜10g	麸炒白术15g	党参30g
白芍15g	北柴胡15g	山药30g	蒸陈皮10g
姜半夏10g	茯苓15g	白及15g	黄连5g
吴茱萸10g	炙甘草5g		

共7剂，每日1剂，水煎服。

诊治思维：①"反复胃脘疼痛5年余"来诊，诊为胃痛。②畏寒、肢冷、夜尿频、大便溏、舌淡红，为阳气不足，辨证为脾胃阳虚证。③方以四君（麸炒白术、党参、茯苓、炙甘草）健脾，桂枝、干姜温中散寒。④因平素反复出现口腔溃疡，辅以蒸陈皮、姜半夏、白及、黄连、吴茱萸（左金丸）等调理肝胃。故本例处方含四君子汤、桂枝汤、二陈汤、左金丸、理中汤。

● **2022年3月24日二诊。**

服上方后胃脘疼痛、肢端发冷较前减轻，项部发紧感，口干，无关节红肿及晨僵，胃纳一般，夜尿频，大便清。舌淡红，苔薄白，脉沉细。

中医诊断：胃痛（阴阳两虚证）。

中医治法：温阳滋阴，散寒止痛。

处方：

桂枝15g	干姜10g	党参30g	麸炒白术15g
白芍15g	北柴胡15g	山药30g	蒸陈皮10g
姜半夏10g	茯苓15g	白及15g	黄连5g
吴茱萸10g	炙甘草5g		

共14剂，每日1剂，水煎服。

诊治思维：病在肾，但症见阴阳两虚，阳虚为主，以桂枝理中汤、二陈汤、左金丸合方而治。

● **2022年4月7日三诊。**

患者经治疗后胃脘疼痛、肢端发冷明显减轻，但仍反复口腔溃疡，睡眠欠佳，项部发紧感，口干，无关节红肿及晨僵，胃纳一般，夜尿频，大便溏。舌淡、边尖红，苔薄白，脉细弱。

中医诊断：胃痛（心肾两虚证）。

中医治法：养心固肾。

处方：

炒酸枣仁30g	百合30g	知母10g	浮小麦30g
党参30g	麦冬15g	五味子10g	丹参15g
金樱子30g	黄连5g	淡竹叶10g	炒苍耳子10g
炙甘草5g			

共14剂，每日1剂，水煎服。

诊治思维：①胃脘痛，经治疗后好转。②仍反复口腔溃疡（口疮），舌淡、边尖红，"诸痛痒疮，皆属于心"，其治在心，药以百合、知母、黄连、淡竹叶、生脉散（党参、麦冬、五味子）。③夜尿频、便溏，为肾虚。肾主二便也，其治在肾，以炒酸枣仁、金樱子安神固肾。④有慢性非萎缩性胃炎病史，胃不和则卧不安，以生脉散益气养阴和胃。

病案2

● 张××，女，14岁。2022年7月21日初诊。

因"餐后胃脘部疼痛半年"来诊。患者现餐后胃脘部疼痛，持续2～3min，无泛酸、嗳气，二便正常，睡眠欠佳，平素喜冷饮，自觉记忆力差。现为经期第二日。舌淡红、有裂纹，苔薄白，脉弦细。

中医诊断：胃痛（气阴两虚证）。

中医治法：健脾和胃，益气养阴。

处方：

党参30g	麸炒白术15g	有瓜石斛15g	砂仁10g（后下）
山药20g	蒸陈皮10g	醋香附10g	益母草30g
炙甘草5g			

共14剂，每日1剂，水煎服。

诊治思维：①胃脘部疼痛，诊为胃脘痛。②餐后胃痛属虚，平时喜冷饮，舌淡红、有裂纹，苔薄白，脉弦细，为脾胃气阴两虚证候。③方以党参、麸炒白术健脾益气，有瓜石斛、山药养胃阴，砂仁、蒸陈皮、醋香附行气开胃，患者就诊时适值经期，佐以益母草调经。

随访：服药后胃痛缓解。

病案3

● 赖××，女，52岁。2022年9月22日初诊。

因"胃脘部疼痛半年"来诊。半年前开始出现胃脘部疼痛，反酸，口苦，咽干痛，大便干，小便黄，纳眠可。2020年12月因胆囊炎行胆囊切除术。舌淡暗、有裂纹，脉弦细。

中医诊断：胃痛（肝胃不和证）。

中医治法：疏肝理气，和胃止痛。

处方：

北柴胡20g	黄芩20g	党参15g	蒸陈皮10g
姜半夏10g	姜厚朴10g	茯苓15g	砂仁5g（后下）
神曲10g	麸炒白术15g	栀子10g	
制何首乌20g	牡丹皮10g	炙甘草5g	

共14剂，每日2剂，水煎服。

诊治思维：①胃脘部疼痛半年，病属胃痛。②伴见反酸，口苦，咽干、咽痛，大便干，小便黄，舌淡暗、有裂纹，脉弦细，乃肝胃不和之症状。肝失疏泄，气机郁滞，横逆犯胃，胃气失和，故胃脘部疼痛；肝胃郁热，故见泛酸，口苦，咽干。③治应疏肝理气，和胃止痛。④方用罗氏治胃汤加减。本方以小北柴胡汤、六君子汤化裁。小北柴胡汤疏肝解郁，疏利气机，气机调畅，肝升胃降，则肝胃自和。六君子汤健脾益气和胃。制何首乌、牡丹皮、栀子通腑泄热。

● **2023年2月23日二诊。**

经治疗后疼痛减轻，仍觉胃脘部胀闷不适，无嗳气反酸，自觉怕冷，夜寐欠佳，大便调。舌淡暗、有齿印及裂纹，苔薄少、有裂纹，脉沉细。

中医诊断：胃痛（脾胃虚证）。

中医治法：健脾益胃，理气止痛。

处方：

北柴胡20g	黄芩20g	党参15g	蒸陈皮10g
姜半夏10g	姜厚朴10g	茯苓15g	麸炒白术15g

神曲10g	砂仁5g（后下）		百合30g
制何首乌20g	桂枝10g	炒白芍15g	炙甘草5g

共7剂，日1剂，水煎服。

诊治思维：①服药后疼痛减轻，仍有胀闷不适。②舌淡暗、边有齿印，苔薄少、有裂纹，脉沉细，当属脾胃虚之证。③治应健脾益胃，理气止痛。④方选罗氏治胃汤加减；北柴胡、黄芩、党参、姜半夏疏肝和胃；蒸陈皮、姜厚朴、茯苓、麸炒白术燥湿健脾，行气和胃；神曲、砂仁行气消积；桂枝、炒白芍调和营卫，振奋卫阳；百合养阴安神；制何首乌补肝肾，益精血，乌须发；炙甘草调和诸药。

病案4 ⚬

● 张某，女，51岁。2023年4月6日初诊。

因"胃脘胀痛8年，加重3个月"来诊。8年前开始反复出现胃脘胀痛，3个月前胃痛加重，于外院胃镜检查提示胃多发息肉，已行手术治疗。现胃脘部胀满，嗳气，梦多，迎风头痛，口干，大便干，小便可。查体腹软，无压痛、反跳痛。舌暗红、有裂纹，脉弦细。

中医诊断：胃痛（脾胃阴虚证）。

中医治法：养阴和胃。

处方：

北沙参15g	麦冬15g	有瓜石斛15g	北柴胡15g
黄芩15g	党参20g	姜厚朴10g	法半夏10g
制何首乌30g	醋延胡索15g	炙甘草5g	

共10剂，每日两剂，水煎服。

诊治思维：①患者因"胃脘胀痛8年，加重3个月"来诊，诊断为胃痛。②胃脘部胀满、嗳气，为脾胃阴虚、失于濡养、胃气上逆之象；胃不和则卧不安，故梦多，肺脾气虚、无以御邪，故迎风头痛；口干，大便干，舌有裂纹，脉细，均为脾胃阴虚之象；舌暗红、脉弦，为久病肝气不舒、瘀血内阻之象。③治应养阴和胃。④方以沙参麦冬汤加减，北沙参、麦冬、有瓜石斛滋养脾胃，北柴胡、黄芩疏肝解郁，党参补脾益气，姜厚朴下气除满，法半夏降逆和胃，制何首乌润肠通便以顺降胃气，醋延胡索行气活血止痛，炙甘草调和诸药。

随访：服药后胃脘胀痛明显减轻。

（二）胃痞

病案1

● 陈××，男，52岁。2022年2月24日初诊。

胃脘部胀满2年，无胃痛，嗳气，纳可，口干，夜寐不安，大便一日多行、质软，矢气较多。舌淡红、边有齿印，苔薄少，脉沉缓。外院电子胃镜提示慢性胃炎、胃息肉、肠道息肉（具体不详）。

中医诊断：胃痞病（脾胃气虚证）。

中医治法：补脾理气。

处方：

| 党参30g | 姜半夏10g | 陈皮10g | 麸炒白术20g |
| 厚朴10g | 紫苏梗10g | 炙甘草5g | |

共7剂，每日1剂，水煎服。

诊治思维：①胃脘胀满2年，属于胃痞病。②便溏，舌淡红、边有齿印，脉沉缓，为脾胃气虚。③方以党参、姜半夏、陈皮、麸炒白术健脾益气和胃，厚朴、紫苏梗行气消胀。④患者有夜寐不安，方可酌加茯神、百合安神。

● 2022年5月26日二诊。

患者自觉胃脘部胀满不适较前减轻，无胃痛，仍有嗳气、反酸，性功能减退，纳可，口干，夜寐不安，大便一日多行、质软，矢气较多。舌淡红、边有齿印，苔薄白少，脉细。

中医诊断：胃痞病（脾胃气虚证）。

中医治法：补脾益气，理气消痞。

处方：

北柴胡20g	黄芩20g	党参15g	蒸陈皮10g
姜半夏10g	姜厚朴10g	茯苓15g	麸炒白术15g
神曲10g	金樱子30g	海螵蛸5g	砂仁5g（后下）
盐菟丝子30g	枸杞子30g	炙甘草5g	

共10剂，每日1剂，水煎服。

诊治思维：①有慢性胃炎、脘腹胀满而不疼，故诊断为胃痞病。②大便溏、多矢气，舌淡红且齿印显，脉细，为脾胃气虚之候，宜健脾理气消胀。③方以陈夏六君子汤合小北柴胡汤，加海螵蛸制酸，神曲、砂仁行气开胃。④因伴性功能减退，故加用金樱子、盐菟丝子、枸杞子固肾气。

病案2

● 郭××，女，39岁。2022年6月9日初诊。

患者2周前出现胃脘胀闷不适，无嗳气，口干口苦，散在汗斑、皮疹瘙痒，末次月经（LMP）为5月28日，月经量多，血块（++），小便调，大便溏。舌淡红、边有齿印，苔薄白，脉弦细。

中医诊断：①胃痞病（肝郁脾虚证）。②月经过多（气虚不摄证）。

中医治法：疏肝健脾补气。

北柴胡20g	黄芩20g	党参30g	蒸陈皮10g
姜半夏10g	姜厚朴10g	茯苓15g	麸炒白术20g
神曲10g	牡丹皮10g	栀子10g	益母草30g
制何首乌20g	黄芪30g	荆芥穗10g	砂仁5g（后下）
炙甘草5g			

共14剂，每日1剂，水煎服。

诊治思维：①胃脘胀满不适，舌淡红、边有齿印，脉弦细，为胃痞病，属肝郁脾虚。②伴月经量多，有血块，乃脾虚不能统血，气虚不摄。③治应疏肝健脾补气，北柴胡疏肝，黄芪、党参、茯苓、麸炒白术、神曲、砂仁健脾开胃；蒸陈皮、姜半夏、姜厚朴、制何首乌和降胃气，牡丹皮、栀子、益母草清肝热而调肝血；黄芪是补气药，补气升阳；炙甘草调和诸药。④伴有汗斑、皮肤痒，加荆芥穗以疏风止痒。

● **2022年6月23日二诊。**

经治疗后自觉胃脘胀闷不适减轻，口干、口苦，自觉怕冷，腰酸腰痛，散在汗斑、皮疹瘙痒，LMP为5月28日，月经量多，血块（＋），近1周来夜寐不安，小便调，肠鸣有声，大便溏。查体：腹软，无压痛及反跳痛；舌淡红、边有齿印，苔薄白，脉沉弦。

中医诊断：①胃痞病（阴阳两虚证）。②不寐（阴阳两虚证）。

中医治法：健脾和胃，温中理气。

处方：

麸炒苍术10g	姜厚朴10g	蒸陈皮10g	北柴胡10g
黄芩15g	党参30g	防风10g	麸炒白术15g
白芍15g	桂枝10g	茯苓15g	山药30g
荆芥穗10g	炒酸枣仁30g	炙甘草5g	

共14剂，每日1剂，水煎服。

诊治思维：①胃脘胀满不痛，属胃痞病。②近1周夜寐不宁，肠鸣有声，大便溏，舌淡、有齿印，脉沉弦，为不寐病。③前一月月经过多，有血块，乃月经病。④身有汗斑，皮肤瘙痒，为汗病。⑤一体四病，但口干口苦、腰痛怕冷，属阴阳两虚证，异病同证。⑥治以自拟理肠汤，此方含有小北柴胡汤、四君子汤、平胃散、痛泻要方及苓桂术甘汤5个经方，再加炒酸枣仁以安神，荆芥穗以疏风止痒。

● 2022年7月7日三诊。

患者仍觉胃脘胀闷不适，口干，无口苦，自觉怕冷，腰酸腰痛，已无汗斑、皮疹，LMP为6月26日，月经量多，有血块（++），近1周来夜寐不安，夜间肢体麻木不适，二便调；舌淡红，苔薄少，脉沉缓。

中医诊断： 胃痞病（肝郁脾虚证）。

中医治法： 健脾和胃，理气疏肝。

处方：

党参30g	姜半夏10g	麸炒白术15g	姜厚朴10g
北柴胡15g	蒸陈皮10g	黄芩15g	茯苓15g
益母草15g	炙甘草5g		

共14剂，每日2剂，水煎服。

诊治思维： ①初诊以胃脘胀满不适来诊，已有好转。②复诊月经量多，有血块，舌淡红，脉沉缓。③方以陈夏六君子汤健脾和胃，小北柴胡汤疏肝利胆，益母草活血调经。

● 2022年7月21日四诊。

经治疗后稍有好转，仍觉胃脘胀闷不适、饱食后明显，口干，头晕、疲倦乏力，怕冷较前减轻，腰酸腰痛，LMP为6月26日，月经量多，有血块（++），睡眠改善，夜间肢体麻木不适，二便调。查体腹软，无压痛及反跳痛。舌淡红，苔薄少，脉弦、尺脉沉缓。

中医诊断： 胃痞病（脾胃气虚证）。

中医治法： 健脾和胃，理气疏肝。

处方：

北柴胡20g	黄芩20g	党参15g	蒸陈皮10g
姜半夏10g	姜厚朴10g	茯苓15g	麸炒白术20g
神曲10g	益母草30g	砂仁5g（后下）	炙甘草5g

共14剂，每日1剂，水煎服。

诊治思维：①患者服药后有好转，以胃脘胀满为主，诊为胃痞病。②舌淡红，脉弦、尺脉沉缓，为脾胃气虚。③守用小北柴胡汤、二陈汤、四君子汤，加神曲、砂仁以疏肝健脾、和胃。④因连月月经过多，故加益母草调经。

病案3

● 吴××，女，26岁。2022年7月21日初诊。

因"反复胃脘胀满8年余，复作3天"来诊。患者2014年始出现胃脘胀满不适，曾行电子胃镜检查未见明显异常。平日症状反复，经对症治疗可暂时缓解。3天前患者症状再发，胃胀与进食无明显相关，伴嗳气，无反酸，畏寒肢冷，胃纳一般，夜寐可，二便尚调。查体腹软，无压痛及反跳痛。舌淡红、边有齿印，脉沉弦。

中医诊断：胃痞病（肝胃不和证）。

中医治法：疏肝理气，降逆和胃。

处方：

北柴胡20g	黄芩20g	党参15g	蒸陈皮10g
姜半夏10g	姜厚朴10g	茯苓15g	麸炒白术15g
神曲10g	桂枝10g	干姜5g	制何首乌20g
砂仁5g（后下）	炙甘草5g		

共14剂，每日1剂，水煎服。

诊治思维：①胃脘胀满8年余，复作3天来诊，病属胃痞。②胃胀时作时止，嗳气，畏寒肢冷，舌淡、边有齿印，脉沉弦，为肝胃不和、脾阳不振之故。③方拟小北柴胡汤、四君子汤、二陈汤疏肝和胃，神曲、砂仁行气消导，制何首乌通腑消胀。④平素畏寒肢冷，脾阳不足，故加桂枝、干姜以温通散寒。

随访：服药后胃脘胀满缓解。

● 赵××，男，45岁。2022年9月22日初诊。

因"反复胃脘部不适3年"来诊。2019年患者开始反复出现胃脘部不适，偶有恶心，口苦，矢气多，便溏。舌淡红、有齿印、苔薄白少，脉弦细。2021年8月7日广州某三甲医院电子胃镜示：慢性非萎缩性胃炎伴胆汁反流；肠镜：回肠末段及全大肠未见明显异常，内痔。2021年8月22日，尿酸562.3μmol/L，总胆固醇5.95mmol/L。

中医诊断：胃痞病（肝郁脾虚证）。

中医治法：疏肝健脾。

处方：

北柴胡20g	黄芩20g	党参15g	蒸陈皮10g
姜半夏10g	姜厚朴10g	茯苓15g	麸炒白术20g
神曲10g	百合30g	砂仁5g（后下）	炙甘草5g

共14剂，每日2剂，水煎服。

诊治思维：①因"反复胃脘部不适3年"来诊，属胃痞病。②伴见恶心，口苦，矢气多，便溏，舌淡红、有齿印，苔薄白少，脉弦细，乃肝脾不和之象。久病不愈，情志不遂，肝失疏泄，横逆犯胃，胃失和降，故胃脘部不适、恶心，肝胆郁热，故见口苦，脾虚失运，故见矢气多、便溏。③治应疏肝健脾。④方用罗氏治胃汤加减。本方由小北柴胡汤合陈夏六君子汤加减化裁。北柴胡、黄芩疏肝解郁，调畅气机；党参、茯苓、麸炒白术、炙甘草补脾益气；蒸陈皮、姜半夏、姜厚朴、砂仁理气燥湿健脾；神曲消食和胃；百合降尿酸。

随访：服药后诸症减轻。

● 张某，女，51岁。2022年9月22日初诊。

因"反复胃脘部胀满不适1年余"来诊。1年前患者开始反复出现胃脘部胀满，2021年2月在广州某三甲医院查胃镜提示胃多发息肉，已行手术治疗。现胃脘部胀满，嗳气，眠差，口干，多饮。舌红、有裂纹，少苔，脉弦细。

中医诊断：胃痞病（肝胃不和证）。

中医治法：疏肝和胃清热。

处方：

牡丹皮15g	栀子10g	北柴胡15g	黄芩15g
党参30g	白芍15g	枳实15g	蒸陈皮10g
姜半夏10g	炒酸枣仁30g	山药30g	炙甘草5g

共7剂，每日1剂，水煎服。

诊治思维：①因"反复胃脘部胀满不适1年余"来诊，胃脘部胀满而不痛，属胃痞病。②伴见嗳气，眠差，口干，多饮，舌红、有裂纹、少苔，脉弦细，乃肝胃不和之证。肝失疏泄，横逆犯胃，胃失和降，故胃脘部胀满不适、嗳气，肝郁化热伤阴，故见口干、多饮、舌裂纹、少苔、脉弦细，眠差、舌红为热扰心神之象。③治应疏肝和胃清热。④以四逆散、陈夏六君子汤、丹栀逍遥散加减，予牡丹皮、栀子、黄芩清肝泻火，北柴胡、白芍、枳实、炙甘草疏肝健脾，党参、山药益气养阴，蒸陈皮、姜半夏和胃，炒酸枣仁养血安神。

● **2023年2月23日二诊。**

患者胃脘部胀满，嗳气，眠差，口干，大便干，小便可。舌淡红、有齿痕，脉细弱。

中医诊断：胃痞病（气阴两虚证）。

中医治法：益气养阴，行气和胃。

处方：

北柴胡20g	黄芪20g	党参15g	砂仁5g（后下）
姜半夏10g	厚朴10g	茯苓15g	麸炒白术15g
神曲10g	桂枝10g	制何首乌20g	益母草30g

百合30g　　　　　陈皮10g　　　　　炙甘草5g

共7剂，每日1剂，水煎服。

诊治思维：①病位在胃，以胀满为主，为腑气不通之象，口干、便干、脉细弱为阴液不足之证，故诊断为"气阴两虚"，治应益气养阴，行气和胃。②北柴胡疏肝，黄芪、党参、茯苓、麸炒白术、神曲健脾益气；陈皮、姜半夏、厚朴、制何首乌、砂仁宽胸理气除胀满；益母草、桂枝温阳利水，活血通络，百合滋阴安神。

病案6

● 刘××，男，67岁。2022年10月6日初诊。

1个多月前患者开始出现上腹部胀闷，口干、口苦，干咳，大便2周1次、干结，消瘦。舌淡红，有齿印、裂纹，苔薄白，脉沉弦细。

中医诊断：胃痞病（气阴两伤证）。

中医治法：益气养阴，理气通腑。

处方：

北柴胡20g	黄芩20g	党参15g	蒸陈皮10g
姜半夏10g	姜厚朴10g	茯苓15g	炒白术15g
神曲10g	砂仁5g	桃仁10g	制何首乌30g
苦杏仁15g	炙甘草5g		

共7剂，每日1剂，水煎服。

诊治思维：①胃脘胀闷1月余，属于胃痞病。②大便干结，消瘦，舌淡红，有齿印、裂纹，苔薄白，脉沉弦细，属气阴两伤证。③方以陈夏六君子汤合小北柴胡汤加减而成，加神曲、砂仁行气开胃，姜厚朴、砂仁行气消胀。④患者大便困难且干结，加用制何首乌、桃仁、苦杏仁润肠通便。

随访：服药3剂后大便已解，腹胀随之减轻。

病案7 ♋

● 成××，女，61岁。2022年10月20日初诊。

10余年前患者开始反复出现胃脘胀闷，胃镜检查提示慢性浅表性胃炎。现胃脘胀闷，喜温怕凉，无嗳气，无返酸，纳可，眠差，易醒，二便调。舌淡红，苔薄白，脉沉、细弱。

中医诊断：胃痞病（脾胃阳虚证）。

中医治法：温中散寒，行气消胀。

处方：

党参30g	白术20g	干姜10g	桂枝10g
白芍15g	姜厚朴10g	姜半夏10g	砂仁5g
百合30g	炙甘草5g		

共7剂，每日1剂，水煎服。

诊治思维：①胃脘胀满10余年，属于胃痞病。②喜温怕凉，舌淡红，脉沉、细弱，为脾胃阳虚。③治应温中散寒，行气消胀。④方以党参、白术、白芍、姜半夏健脾益气、和胃，干姜、桂枝温中止痛，姜厚朴、砂仁行气消胀，百合安神。

随访：服药后胃胀减轻，睡眠改善。

病案8 ♋

● 杨××，男，41岁。2023年3月23日初诊。

因"胃胀3年余"来诊。反复嗳气，时有反酸，咽喉有异物感，鼻塞，干咳，睡眠差，难入睡，眼睛干痒，纳可，口干，大便溏，小便正常。舌淡胖、有裂纹，脉沉弦。辅助检查：2022年于湖南当地医院行胃镜检查，诊断为胃食管反流。

中医诊断：胃痞病（脾胃气阴两虚证）。

中医治法：健脾和胃，益气养阴。

处方：

党参30g	白术20g	蒸陈皮10g	法半夏10g
姜厚朴10g	山药30g	有瓜石斛15g	苦杏仁10g
炙甘草5g			

共7剂，每日1剂，水煎服。

诊治思维：①患者平素饮食不节，损伤脾胃，脾胃气虚，运化无力、水谷不化，则大便溏、嗳气、咽喉有异物感；气虚日久，阴精也不足，则见口干、眼干、入睡难，舌淡胖为脾胃气虚之证，裂纹舌则提示津液不足，故脉沉。②治应健脾和胃，益气养阴。重用党参、山药益气健脾且滋阴生津，白术、蒸陈皮、法半夏可和胃理气且燥湿；姜厚朴宽胸理气，而苦杏仁宣肺利气，两者相合，升降得宜，畅通气机，加以有瓜石斛滋阴安神，药少而效佳。

随访：服药后诸症减轻。

病案9

●赖××，女，48岁。2023年5月11日初诊。

因"上腹胀、眠差半月余"来诊。现上腹胀，进食后加重，睡眠差，心烦，潮热，大便溏，小便调，无嗳气、反酸，无口干、口苦。刚退休。月经3个月未至。舌尖红、有裂纹，苔薄白，脉弦细。

中医诊断：胃痞病（阴虚证兼有内热）。

中医治法：养阴清热，和胃消胀。

处方：

熟地黄15g	山药30g	酒萸肉20g	益母草30g
知母10g	地骨皮30g	姜厚朴10g	法半夏10g
百合20g	麦冬15g	五味子10g	首乌藤30g
炙甘草5g			

共7剂，每日1剂，水煎服。

诊治思维：①患者腹胀为主诉，故诊断为胃痞病。②伴睡眠差，心烦，潮热，大便溏，舌尖红、有裂纹，苔薄白，脉弦细，为阴虚证兼有内热。③治应养阴清热，和胃消胀。④方用六味地黄汤之三补以滋补肝肾，加用地骨皮清虚热，姜厚朴、法半夏行气和胃，百合、麦冬、五味子、首乌藤滋阴安神。

● **2023年6月8日二诊。**

病史同前，上腹胀、心烦减轻，眠差，偶有潮热，大便调，夜尿每晚1～2次，无口干、口苦。舌淡红，苔薄白，脉细弱。

中医诊断：不寐（阴虚内热）。

中医治法：养阴清热，和胃安神。

处方：

熟地黄30g	山药30g	酒萸肉20g	益母草30g
知母10g	地骨皮30g	厚朴10g	法半夏10g
百合20g	麦冬15g	五味子10g	金樱子30g
首乌藤30g	炙甘草5g		

共7剂，每日1剂，水煎服。

诊治思维：①患者上腹胀减轻，当下以睡眠障碍为主，故中医诊断为不寐病（阴虚内热）。②不寐是以经常不能获得正常睡眠为特征的一类病证，多由情志不遂、饮食不节、劳逸失调、久病体虚等因素引起脏腑机能紊乱，气血失和，阴阳失调，阳不入阴而发病。病位主要在心，涉及肝胆脾胃肾，病性有虚有实，且虚多实少。治疗以补虚泻实、调整脏腑阴阳为原则。本例患者年近五旬，《黄帝内经》曰女子"七七，任脉虚，太冲脉衰少，天癸竭，地道不通，故形坏而无子也"，患者天癸绝，阴阳失衡，心火亢于上，肾水亏于下，心肾不交，阴虚内热，热扰心神，神不守舍，则睡眠欠安，醒后难以入睡。阴虚阳不内守，虚阳外浮则潮热、心烦。舌淡红，苔薄白，脉细弱，符合阴虚内热证。③治应养阴清热，和胃消胀。④方中熟地黄、山药、酒萸肉补肝肾且益脾阴；麦冬、五味子养阴增液，益气生津；百合滋阴养心，地骨皮凉血除蒸；首乌藤养心安神；厚朴、法半夏行气和胃消胀；益母草活血调经；金樱子固肾缩尿；知母清热泻火，滋阴润燥；炙甘草调和诸药。

病案10 ♂

● 罗××，女，55岁。2023年5月11日初诊。

因"胃胀5天"来诊。现胃胀，嗳气，头晕，酸软乏力，口苦，牙龈肿痛，二便调。舌淡胖，苔白腻、有裂纹，脉沉弦。

中医诊断： 胃痞病（脾胃不和证）。

中医治法： 调和脾胃。

处方：

北柴胡20g	黄芩20g	党参15g	蒸陈皮10g
法半夏10g	姜厚朴10g	茯苓15g	麸炒白术15g
神曲10g	荆芥穗10g	制何首乌20g	砂仁5g（后下）
紫苏梗10g	炙甘草5g		

共7剂，每日1剂，水煎服。

诊治思维： ①患者因胃胀来诊，中医诊断为胃痞病。②胃痞病指心下痞满，胃感觉痞满发胀，无疼痛感觉，按之不痛且柔软，没有结块。脾胃作为升降运动的枢纽，脾气升发，升则上输于心肺，降则下归于肝肾。一旦脾胃功能受损，则运化失健，气机不和，升降失常，变生百病。患者常由情志不遂，或饮食失调，劳倦伤脾，则致脾胃不和。此患者常有气不顺、心情不佳，致腹胀不适、纳差、嗳气等症，此为脾失健运之象。③治应调和脾胃。④方以罗氏治胃汤加减，方中以党参、茯苓、麸炒白术、炙甘草四君子汤甘温补脾，北柴胡、蒸陈皮、姜厚朴、砂仁行气和胃，神曲消食和中，紫苏梗宽中消满；气滞郁而化热，黄芩泄热，与北柴胡搭配调和表里。法半夏燥湿化痰，制何首乌补肝肾，益精血，乌须发。

随访： 服药后胃胀减轻，嗳气缓解，仍有头晕、牙龈肿痛。

病案11 ❧

●郭××，女，54岁。2023年6月8日初诊。

因"反复胃脘部胀闷2年"来诊。现胃脘部胀闷，嗳气，怕冷，眠差，尿频，里急后重。舌淡红胖、有齿印，苔薄白，脉弦细。

中医诊断：胃痞病（脾胃虚证）。

中医治法：温中健脾，降气和胃。

处方：

北柴胡20g	黄芩20g	党参15g	蒸陈皮10g
姜半夏10g	姜厚朴10g	茯苓15g	麸炒白术15g
神曲10g	白芍15g	制何首乌20g	砂仁5g（后下）
桂枝10g	炙甘草5g		

共14剂，每日1剂，水煎服。

诊治思维：①患者反复胃脘部胀闷不适，属中医胃痞病范畴。②平素怕冷，尿频，舌淡红、有齿印、苔薄白、脉弦细，四诊合参当属脾胃虚证。③治应温中健脾，降气和胃。④方选罗氏治胃汤加减。北柴胡、黄芩疏肝解郁，党参、茯苓、麸炒白术、神曲、砂仁健脾开胃，制何首乌、姜厚朴、姜半夏、蒸陈皮和降胃气，患者平素怕冷，加桂枝、白芍温阳调和营卫。

随访：服药后胃胀减轻。

病案12 ❧

●何××，男，27岁。2023年6月22日初诊。

主因"胃胀不适半年"来诊。现胃胀不适，伴嗳气，口干，二便调。舌淡红、有齿痕，脉弦细。外院胃镜提示慢性非萎缩性胃窦炎。

中医诊断：胃痞病（肝气犯胃证）。

中医治法：疏肝理气，和胃消胀。

处方：

北柴胡20g	黄芩20g	党参15g	蒸陈皮10g
姜半夏10g	姜厚朴10g	茯苓15g	砂仁5g（后下）
神曲10g	制何首乌20g	麸炒白术15g	紫苏梗10g
炙甘草5g			

共7剂，每日1剂，水煎服。

诊治思维：①患者主因"胃胀不适半年"来诊，当属中医胃痞病范畴。②胃胀不适、嗳气为肝气横逆犯胃之证，口干、脉弦细为肝气郁结之候，齿痕为脾胃气虚之象。③治应疏肝理气，和胃消胀。④方以罗氏治胃汤加减。北柴胡、黄芩疏肝解郁，党参、麸炒白术、茯苓、炙甘草补中益气，蒸陈皮、姜半夏降逆和胃，姜厚朴、砂仁、紫苏梗行气消胀，神曲消食健胃，制何首乌润肠通腑、顺降胃气。

随访：服药胃胀减轻，嗳气缓解。

（三）呃逆

病案

● 江××，女，54岁。2022年10月6日初诊。

因"反复嗳气10余年"来诊。曾检查发现幽门螺杆菌（HP）感染，给予抗HP治疗，现偶有嗳气、饱胀感，大便偏烂，眠可。舌淡红，苔薄白，脉沉细。既往有肠息肉病史。

中医诊断：呃逆病（脾胃不和证）。

中医治法：调和脾胃。

处方：

神曲10g	黄芩20g	党参15g	砂仁5g（后下）
姜半夏10g	姜厚朴10g	茯苓15g	麸炒白术20g
北柴胡20g	紫苏梗10g	制何首乌20g	蒸陈皮10g
炙甘草5g			

共7剂，每日1剂，水煎服。

诊治思维：①反复嗳气10余年，诊断为"呃逆病"。②嗳气、饱胀感，大便偏烂，均为脾胃不和之象，脾胃运化无力，则易饱胀、大便软烂；脾胃不和，气机逆乱而上，则见嗳气。病在脾胃中焦，治应以调和脾胃，疏通气机为主。③方以自拟罗氏治胃汤加减，在小北柴胡汤的基础上，去生姜、大枣以防脘腹痞满，加制何首乌以通腑，配合蒸陈皮、姜厚朴、紫苏梗、砂仁以宽中理气，茯苓、神曲以健脾和胃。

随访：服药后嗳气缓解。

（四）呕吐

病案

● 陈××，女，20岁。2022年2月24日初诊。

因"呕吐2小时"来诊。缘患者前日夜间服用生虾后，昨日自觉纳差，今晨8时许突发恶心呕吐，吐出胃内容物、苦水，自觉腹中不适感，无腹痛腹泻，无发热恶寒，舌淡红，苔薄白，脉细。LMP为2月1日。

中医诊断：呕吐（饮食积滞证）。

中医治法：消食化积和胃。

处方：

广藿香10g	佩兰15g	陈皮10g	姜半夏10g
厚朴10g	神曲10g	砂仁5g（后下）	连翘20g
炙甘草5g			

共3剂，每日1剂，加生姜3片同煎。

诊治思维：①患者早上起床后连续呕吐4次，于上午9时来诊，为急性呕吐。②呕吐物为胃内容物，伴胃中不适，无发热恶寒，一般状况可。③前日夜间服食生虾史（饮食不洁）。④LMP为2月1日。⑤治当消食化滞，和胃止呕，以保和丸化裁。⑥陈皮、姜半夏、砂仁和胃，广藿香、佩兰、连翘化湿清热，厚朴、神曲消食降气。⑦用紫苏叶10g代替砂仁更合适，紫苏叶和中止呕，亦可解鱼虾毒。⑧如呕吐严重，应防食物中毒及脱水休克等。

随访：服药3剂后痊愈。

（五）腹痛

病案1 ♋

● 廖××，女，56岁。2023年4月6日初诊。

因"反复下腹胀痛10年余"来诊。现下腹胀痛，腰酸痛，左侧为主，向下肢放射，每天14：00开始出现头晕，喜热食怕寒冷，二便调。舌淡红、有齿痕，苔薄白，脉弦缓。外院胃肠镜提示慢性萎缩性胃炎，肠上皮化生，肠息肉。

中医诊断：腹痛（脾胃虚证）。

中医治法：温补脾胃。

处方：

党参30g	白术20g	茯苓15g	北柴胡15g
白芍15g	黄芩15g	盐杜仲30g	桂枝10g
炙甘草5g			

共14剂，每日1剂，水煎服。

诊治思维：①患者因"反复下腹胀痛10年余"来诊，属中医腹痛范畴。②患者久病，脾胃不足，清阳不升，则易发头晕；运化无力，积聚胃腹部，则见腹胀腹痛不适；舌淡红、有齿痕，脉弦缓，均为脾胃虚证之象。③治当温补脾胃。④方以四君子汤及桂枝汤加减。党参、白术、茯苓及炙甘草，合为四君子，益气健脾和胃，患者畏寒，脾阳不足，则加以白芍、桂枝温阳通脉、调和营卫，加盐杜仲温补脾肾阳气；肝木克脾土，健运脾胃需要疏肝调气机，故以北柴胡、白芍、黄芩以疏肝行气泄热。

随访：服药后腹痛减轻。

病案2 ♂

● 连××，男，20岁。2023年4月6日初诊。

因"下腹隐痛2天"来诊。现下腹隐痛，喜按，尿道灼热，尿分叉，大便不成形，眠差，易醒，纳可。舌淡胖、有齿印，苔薄白，脉沉弦。

中医诊断： 腹痛（脾虚气滞证）。

中医治法： 补脾益气，行气止痛。

处方：

炒白术20g	醋香附10g	金樱子30g	百合20g
青皮10g	党参30g	茯苓15g	煅牡蛎30g（先煎）
炙甘草5g			

共7剂，每日1剂，水煎服。

诊治思维： ①患者腹痛来诊，中医诊断为"腹痛"。②腹痛是指胃脘以下、耻骨毛际以上部位发生的疼痛，凡外邪侵袭、劳倦内伤、饮食积滞、痰瘀内阻均可导致运行不畅发生腹痛。腹痛需辨病性痛势急剧，痛势隐隐，喜温喜按属虚属寒，患者脾虚中寒，脾阳不振，气血不能温养脏腑，腹部静脉失于温养，经络不和，不荣则痛；阳气不足，不能温化寒湿，则大便溏薄。舌淡胖、有齿印，苔薄白，脉沉弦，为脾虚气滞证。③治疗应补脾益气，行气止痛。④方中的四君子汤（炒白术、党参、茯苓、炙甘草）甘温补脾，青皮、醋香附行气止痛，百合滋阴润燥，煅牡蛎平肝潜阳，共奏安神助眠之功，金樱子固肾缩尿。

随访： 服药3剂后腹痛减轻，服药7剂诸症缓解。

病案3 ♂

● 蔡××，男，44岁。2023年6月22日初诊。

患者2年前无明显诱因出现饱餐后右上腹痛，进食酸辣之物后易便溏，伴有腹胀，无发热、返酸、胸痛、呕血、黑便等，起病以来胃纳一般，怕冷，小便偏黄，寐安。服药后，腹胀减轻，寐好，大便仍溏，每日3～4次。舌淡红，苔白腻，脉滑。

中医诊断：腹痛（脾虚湿蕴证）。

中医治法：健脾祛湿。

处方：

炒苍术10g	姜厚朴10g	蒸陈皮10g	北柴胡10g
黄芩15g	党参30g	防风10g	炒白术15g
白芍15g	桂枝10g	茯苓15g	山药30g
荆芥穗10g	荷叶5g	炙甘草5g	

共7剂，每日1剂，水煎服。

诊治思维：服药后，患者腹痛、腹胀减轻，睡眠可，大便仍溏，为脾虚湿盛，续予理肠汤健脾化湿，加荷叶利小便以实大便。

随访：服药后腹痛减轻。

（六）泄泻

病案1

● 梁××，女，46岁。2022年2月24日初诊。

因"大便稀溏1月余"来诊。现大便烂，每日4～5次，纳可，夜尿频，每晚3～4次，怕冷，口干，饮水少，唇干裂。既往头晕、头痛，在经期加重，疲倦，乏力，困倦。面色无华，舌淡、有齿印，脉沉弦。

中医诊断：泄泻（脾肾两虚证）。

中医治法：补益脾肾。

处方：

北柴胡15g	黄芩15g	党参30g	麸炒白术20g
麦冬15g	山药30g	牡丹皮10g	五味子10g
山茱萸20g	白芍15g	桂枝15g	金樱子30g
炒酸枣仁15g	炙甘草5g		

共7剂，每日1剂，水煎服。

诊治思维：①以大便稀溏为主诉来诊，病属泄泻。伴有疲倦乏力、舌淡、有齿印，病在脾。②夜尿频、怕冷，为肾阳不足，但口干、唇干裂则示阴虚，故辨证为脾肾两虚、阴阳两虚。③方以党参、麸炒白术健脾，山药、五味子、山茱萸、金樱子补肾，北柴胡、黄芩、牡丹皮、桂枝、白芍寒温并用，调和阴阳。炒酸枣仁调节血压，镇静安神。④虽见阴阳两虚，但是以阳虚偏重，故黄芩、牡丹皮可以不用，加制附子温肾阳可能更稳妥。

病案2

● 蒋××，女，40岁。2022年3月10日初诊。

患者就诊前1日饮食不洁，昨夜起解水样便3次，量不多，腹中肠鸣、腹胀、恶心欲呕，自觉周身发冷、乏力，无发热。现经期第三天，舌淡红、边有齿印，苔薄白，脉缓。

中医诊断：泄泻（寒湿中阻）。

中医治法：散寒祛湿止泻。

处方：

广藿香10g	白芷10g	佩兰10g	紫苏叶10g
蒸陈皮10g	姜半夏10g	桂枝10g	茯苓15g
益母草30g	大腹皮30g	炙甘草5g	

共5剂，每日1剂，水煎服。

诊治思维：①饮食不洁致腹泻1天来诊，属于急性泄泻。②因饮食不洁所致，腹中肠鸣，腹胀、恶心欲呕、怕冷，舌淡红，脉缓，证为寒湿中阻。③用藿香正气散化裁散寒化湿。正值月经期，故加益母草调经。

随访：服药后痊愈。

病案3

● 曾××，女，28岁。2022年9月8日初诊。

因"反复便溏1年余"来诊。患者1年前开始反复出现便溏，平素疲倦乏力，自觉怕冷，喜温，纳眠可，小便调。1年前于外院行胆囊切除术。查体双颊部痤疮。腹软，无压痛及反跳痛。舌淡、边有齿印，苔薄白，脉弦缓。

中医诊断：泄泻（脾虚湿阻证）。

中医治法：健脾祛湿。

处方：

| 党参30g | 麸炒白术20g | 桂枝5g | 白芍15g |
| 荷叶10g | 连翘20g | 防风10g | 炙甘草5g |

共14剂，每日1剂，水煎服。

诊治思维：①患者主因"反复便溏1年余"来诊，诊为泄泻病。②患者行胆囊切除术后开始反复出现便溏，手术伤及正气，脾失健运，水湿内蕴，发为本病，疲倦乏力、怕冷、喜温为脾阳亏虚表现，舌淡、边有齿印，脉弦缓为脾虚湿蕴之候，颊部痤疮为肺热上壅之象。③治应健脾祛湿。④党参、麸炒白术补脾益气，桂枝、白芍调和脾胃阴阳，荷叶、连翘清上焦热，防风胜湿止泻，炙甘草调和诸药。

● **2022年10月20日二诊。**

1年余前患者开始反复出现便溏。每天大便1～3次，口干，疲倦乏力，自觉怕冷，喜温，手心易出汗，纳眠可，小便调。1年前曾于外院行胆囊切除术，有慢性胃炎、甲状腺炎病史。查体颜面痤疮较前减少，甲状腺Ⅰ度肿大。舌淡红，苔薄白，脉细。

中医诊断：泄泻（肝郁脾虚证）。

中医治法：温中健脾，疏肝理气。

处方：

党参30g	麸炒白术15g	茯苓15g	桂枝10g
蒸陈皮10g	姜半夏10g	干姜10g	北柴胡15g
黄芩15g	炙甘草5g		

共7剂，每日1剂，水煎服。

诊治思维：①患者因"反复便溏1年余"来诊，诊断为泄泻。②因患者平素忧思伤脾，土虚木乘，发为本病。便溏、疲倦乏力、怕冷、喜温为脾胃阳虚、失于运化之象，口干为脾虚、气不布津之象，手心易出汗为卫气不固之象。③治应温中健脾，疏肝理气。④方以理中汤合小北柴胡汤加减，党参、麸炒白术、茯苓、炙甘草补脾益气，干姜温中散寒，桂枝助阳化气，蒸陈皮、姜半夏和胃，北柴胡、黄芩疏肝解郁。

病案4

● 贺××，女，7岁。2022年9月8日初诊。

因"便溏1月"来诊。现胃纳差，不欲饮食，运动后自觉头晕，平素口气臭秽，大便溏。舌淡红，苔薄白，脉细弱。

中医诊断：泄泻（脾胃虚证）。

中医治法：健脾益胃，燥湿止泻。

处方：

蒸陈皮5g	姜半夏5g	党参15g	茯苓5g
麸炒白术10g	稻芽15g	炒麦芽15g	神曲10g
荷叶5g	炙甘草5g		

共7剂，每日1剂，水煎服。

诊治思维：①患者因"便溏1月"来诊，中医诊断为泄泻（脾胃虚证）。②泄泻是因感受外邪，或者被饮食所伤，或者情志失调，脾胃虚弱，脾肾阳虚等原因引起的以排便次数增多为主要表现的病证。泄泻的原因主要是脾胃受损，病位主要在脾胃和大肠、小肠，其中最关键的是脾胃。脾胃虚弱，运化无权，水谷不化，清浊不分，故纳差、大便溏泄，动则耗气，清窍失养，故头晕。舌淡红，苔薄白，脉细弱，为脾胃不足之候。③治应健脾益胃，燥湿止泻。④以陈夏六君子汤加减：党参、茯苓、麸炒白术、炙甘草补气健脾为主，蒸陈皮、姜半夏理气化湿，标本兼顾，稻芽、炒麦芽、神曲消食和胃，荷叶芳香化浊。

随访：服药后大便成形，胃纳改善。

（七）便秘

● 曾××，男，50岁。2022年10月20日初诊。

因反复便秘5年来诊。大便干结，每3～4日一行，无腹痛，口干不苦，胃纳一般，夜寐欠佳，小便调。舌淡红，苔薄白，脉弦细。

中医诊断：便秘（阴虚证）。

中医治法：滋阴通腑。

处方：

熟地黄20g	山药30g	山茱萸30g	制何首乌30g
苦杏仁10g	酸枣仁30g	厚朴10g	槐花15g
炙甘草5g			

共7剂，每日1剂，水煎服。

诊治思维：①患者因反复便秘5年来诊，诊断为便秘。②便秘指大便秘结不通，排便周期延长，或排便坚硬，排出困难，或欲大便而艰涩不畅。《黄帝内经》有"大便难""后不利"的描述，《伤寒论》称之为"脾约"。本例患者反复便秘多年，多因失血或耗津，阴津不足，濡润失权，大便干结难排，阴津不足，故见口干，阴虚阳亢，夜寐不安，舌淡红，苔薄白，脉弦细，符合阴虚之证。③治应滋阴通腑。④方予熟地黄、山药、山茱萸"三补"滋养肾阴，健脾生津，重用制何首乌滋养精血、润肠通便，苦杏仁、厚朴行气润肠通便，酸枣仁安神助眠，槐花清肠疏风，炙甘草调和诸药。

随访：服药后大便偏硬，每1～2日一次。

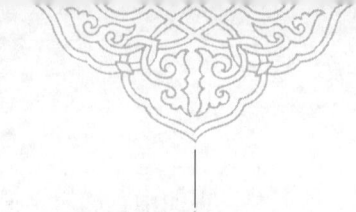

四、肝胆病证

（一）眩晕

病案1

●梁××，女，46岁。2022年1月27日初诊。

反复头晕10年。头晕，头痛，经期加重，疲倦，乏力，困倦，心悸，口干，大便烂。面色无华。舌淡、有齿印，脉细弱、尺脉沉。

中医诊断：眩晕（气血两虚证）。

中医治法：益气养血。

处方：

黄芪30g	当归5g	北柴胡15g	黄芩10g
党参30g	山茱萸30g	枸杞子20g	炒酸枣仁30g
知母10g	麦冬15g	五味子10g	益母草30g
炙甘草5g			

共7剂，每日1剂，水煎服。

诊治思维：患者因反复头晕10年来诊，"诸风掉眩，皆属于肝"，故以北柴胡合山茱萸、枸杞子疏肝养肝。②平素疲劳乏力，舌淡、有齿印，为脾气虚，故用黄芪、当归、党参健脾补气养血。③心悸、口干，以生脉散合酸枣仁汤，生脉散调养心神；月经期加重，则以益母草调经。④本例为心脾气血两虚，以生脉散、小柴胡汤、酸枣仁汤三方合方同用，如改用归脾汤加味，亦可。

随访：服药后头晕减轻。

病案2

●朱××，男，74岁。2022年3月24日初诊。

因"反复头晕8年余，再发1个月"来诊。2022年3月14日患者因头晕、胸闷至广州某三甲医院住院，完善相关检查诊断为：①冠状动脉粥样硬化性心脏病经皮冠脉介入术（PCI）术后。②原发性高血压（3级很高危组）。③肾功能不全。④高尿酸血症。⑤血脂异常。刻下症见：头晕，乏力，间有胸闷，怕冷，偶有膝关节、跖趾关节疼痛，尿频，每晚夜尿3次，尿量不多，大便调。舌暗红，苔薄黄，脉弦。

中医诊断：眩晕（痰瘀证）。

中医治法：益气化痰，活血通络。

处方：

蒸陈皮10g	姜半夏10g	党参30g	麸炒白术15g
红花5g	天麻10g	黄连10g	瓜蒌皮15g
百合30g	桂枝10g	炙甘草5g	

共14剂，每日1剂，水煎服。

诊治思维：①患者反复头晕8年余，再发作1个月。②既往有冠心病、高血压、肾功能不全、高尿酸血症、血脂异常病史。③临床应抓主要矛盾，急则治标或标本兼顾。④方拟小陷胸汤、二陈汤加味，天麻祛头风，红花化瘀，桂枝通阳，百合安神。所以治眩晕，从痰、从风、从瘀、从虚论治。

● **2022年4月7日二诊。**

经治疗后患者头晕稍减轻，仍反复发作，疲倦乏力，畏寒肢冷，无发热，间有胸闷，胃纳差，夜尿频，大便调。舌暗红，苔黄偏腻、有裂纹，脉弦。

中医诊断：水肿（脾肾阳虚证）。

中医治法：益气养阴，健脾补肾。

处方：

北柴胡15g	黄芩15g	党参30g	熟地黄20g
麦冬15g	山药30g	牡丹皮10g	五味子10g

酒萸肉20g	桂枝10g	白芍10g	麸炒白术15g
神曲10g	金樱子30g	炙甘草5g	

共14剂，每日1剂，水煎服。

诊治思维：①因反复头晕复诊，治疗有效。②疲乏、畏寒肢冷，为阳虚之候。③夜尿频，舌暗红，苔黄、有裂纹，脉弦，为阴虚脉证。④一体多病（高血压、冠心病、肾功能不全、高尿酸血症）。⑤一体多证（阴虚、阳虚、肾虚、脾虚）。⑥以小生六汤调治五脏，加金樱子固肾，桂枝、白芍、麸炒白术温阳，神曲开胃。⑦配合尿毒清等中成药通腑保肾，沿用此前维持服用的非布司他降尿酸。

病案3

●蒋××，女，19岁。2022年3月24日初诊。

主因"头晕3分钟"来诊。患者诉昨晚19：20突发头晕黑蒙，持续3分钟，呕吐胃内容物后不适缓解，现为经期第二天，平素怕冷，二便调。舌尖红、中间有裂纹及齿痕，苔薄白，脉细。

中医诊断：眩晕（风寒犯胃证）。

中医治法：解表散寒，化湿和胃。

处方：

广藿香10g	白芷10g	蒸陈皮10g	紫苏叶10g
姜半夏10g	干姜10g	桂枝10g	白芍10g
炙甘草5g			

共3剂，每日1剂，水煎服。

诊治思维：头晕，呕吐，怕冷，为风寒犯胃，胃气上逆。仿藿香正气散和桂枝汤的解表、散寒、化湿。

随访：服药后诸症缓解。

● 李××，女，43岁。2022年5月26日初诊。

患者确诊高血压病6年余，反复头晕，无天旋地转感，无肢体乏力麻木，无恶心欲呕，面色萎黄，偶有胃胀，口干口苦，恶热，纳眠可，偶有尿频，大便调。既往有高脂血症、慢性肾脏病、慢性胃炎病史。舌红、边有齿印，苔薄白，脉沉细。

中医诊断： 眩晕（气阴两虚证）。

中医治法： 益气养阴，息风止眩。

处方：

党参30g	麸炒白术15g	熟地黄15g	山药30g
酒萸肉20g	侧柏叶30g	金樱子30g	天麻10g
益母草30g	炙甘草5g		

共7剂，每日1剂，水煎服。

诊治思维： ①反复头晕，诊为眩晕。②舌红、边有齿印，脉沉细，为气阴两虚之证。③"无虚不作眩"，治应益气养阴，党参、麸炒白术益气，熟地黄、山药、酒萸肉固肾养阴，天麻平肝息风、止眩，因患者有肾脏病史，适当佐以侧柏叶、益母草。金樱子固精缩尿。炙甘草调和诸药。

随访： 服药后头晕、口干口苦、尿频减轻，偶有胃胀。

病案5 🎵

● 邹××，男，32岁。2022年6月23日初诊。

因"头晕、头项不适半月"来诊。患者头项不适，右肩疼痛，咽干、有异物感，畏寒，大便溏，小便黄。舌淡红、有齿印，苔腻，脉弦细。2022年4月于医院所拍CT显示右肺结节。

中医诊断： 眩晕（脾肾两虚证）。

中医治法： 健脾益肾。

处方：

黄芪30g	麸炒白术15g	党参30g	盐菟丝子30g
桂枝15g	白芍15g	桔梗10g	川芎10g
荷叶10g	浙贝母15g	姜厚朴10g	炙甘草5g

共7剂，每日1剂，水煎服。

诊治思维：①患者因头晕半月来诊，病属眩晕。②畏寒，便溏，舌淡红、有齿印，为脾阳不升之兆，"无虚不作眩"，以黄芪、麸炒白术、党参、盐菟丝子、荷叶健脾升清补肾。③患者兼有咽干、肺部结节，以桔梗、浙贝母、姜厚朴宣肺散结。④伴见头项不适，经气不舒，以桂枝、白芍、川芎调和营血。

● **2022年7月7日二诊。**

头晕，咽干、有异物感，腰酸，口干，大便干，小便多泡沫，舌淡红、有齿印，脉弦细。

中医诊断：眩晕（脾肾两虚证）。

中医治法：补益脾肾，益气养阴。

处方：

黄芪30g	麸炒白术15g	党参30g	盐菟丝子30g
天麻10g	白芍15g	紫苏梗10g	川芎10g
荷叶10g	浙贝母15g	姜厚朴10g	制何首乌30g
百合30g	炙甘草5g		

共7剂，每日1剂，水煎服。

诊治思维：①因头晕不适复诊，诊断为眩晕。②咽干，口干，大便干，阴虚之候。③舌淡红、有齿印，脉弦细，为气虚之候。④证属脾肾两虚，治则为益气养阴。⑤方以黄芪、麸炒白术、党参（归脾汤），盐菟丝子固肾，天麻、白芍、川芎祛风活血止眩。⑥咽有异物感，以紫苏梗、姜厚朴顺气降气。肺有结节，以浙贝母、百合润肺散结；复用荷叶、制何首乌一升一降，升清降浊通腑止眩。

病案6

● 申××，男，68岁。2022年7月7日初诊。

高血压病史4年，长期久坐，收缩压最高160 mmHg。既往有腰椎手术史。舌淡红、有齿印及裂纹，脉弦滑有力。

中医诊断：眩晕（气阴两虚证）。

中医治法：益气养阴。

处方：

党参30g	麦冬15g	五味子10g	蒸陈皮10g
姜半夏10g	天麻10g	山药30g	煅牡蛎30g（先煎）
制何首乌30g	麸炒白术20g	荷叶10g	炙甘草5g

共7剂，每日1剂，水煎服。

诊治思维：①高血压病史4年，口服降压药，现血压160/100 mmHg，但无明显不适，病属中医眩晕范畴。②舌淡红、有齿印及裂纹，脉弦滑有力，为气阴两虚之证。③方以生脉散益气养阴，半夏白术天麻汤止眩，加麸炒白术、山药健脾，荷叶、煅牡蛎升清平肝镇潜，升降并施。④方中加制何首乌通腑，保持大便通畅，对于老年性高血压尤为重要，可防止老年人因大便秘结而引起血压升高，"已病防变"也。

病案7

● 李××，男，49岁。2022年7月7日初诊。

因"头晕头胀5天"来诊。现头晕头胀，无天旋地转感，前额、两颞稍觉胀痛，困倦乏力，肢冷、不耐寒热，无口干口苦，纳差，夜寐欠佳，小便调，大便溏。查体四肢肌力、肌张力正常，生理反射存在，病理反射未引出。舌淡红，苔薄白略腻，裂纹舌，脉弦细。

中医诊断：眩晕（脾虚湿困证）。

中医治法：健脾祛湿，疏风止眩。

处方：

羌活15g	麸炒白术20g	党参30g	茵陈30g
独活10g	山药15g	藁本15g	荷叶10g
炙甘草5g			

共7剂，每日1剂，水煎服。

诊治思维：①以头晕为主诉，诊断为眩晕。②病期5天，正值暑湿多雨天气，湿邪困脾，清阳不升，故乏力、困倦、肢冷、舌淡、苔白腻。③治以羌活、独活、藁本祛风湿，麸炒白术、党参、山药健脾，茵陈、荷叶升清利湿，上下分消补中之法。

● **2022年7月21日二诊。**

经治疗后，患者头晕减轻，两颞稍胀，近日自觉胃脘不适，仍肢冷、不耐寒热，足心潮湿感，疲倦乏力，自汗，无口干口苦，胃纳一般，夜寐欠佳，二便调。舌淡胖、边有齿印、苔薄白，脉沉弦。

中医诊断：眩晕（脾虚湿阻证）。

中医治法：温阳益气，健脾祛湿。

处方：

黄芪30g	麸炒白术15g	防风10g	桂枝10g
白芍15g	浮小麦30g	百合30g	苦杏仁10g
薏苡仁30g	蒸陈皮10g	炙甘草5g	

共14剂，每日1剂，水煎服。

诊治思维：①眩晕患者，经治疗后好转。②疲倦乏力、自汗、肢冷、不耐寒热、手足心潮湿感，舌淡胖、边有齿印，脉沉弦，为气虚湿阻，清阳不升也，故为脾虚湿阻证。③方以玉屏风散、桂枝汤健脾固表，调和营卫。加浮小麦、百合止汗，苦杏仁、薏苡仁、蒸陈皮宣肺利湿和中。

● 朱××，女，45岁。2022年8月11日初诊。

因"头晕1月余"来诊，患者1个月前感冒后出现眩晕，体位改变症状加重，口干、心悸，纳眠可，二便调，舌淡红、边有齿印，脉弦细。

中医诊断：眩晕（心脾两虚证）。

中医治法：健脾养心，补虚止眩。

处方：

黄芪30g	麸炒白术15g	党参30g	麦冬15g
五味子10g	炒酸枣仁10g	姜厚朴10g	北柴胡15g
益母草30g	炙甘草5g		

共7剂，每日1剂，水煎服。

诊治思维：①患者因头晕1月余来诊，病为眩晕。②伴见口干、心悸、心烦，心阴虚之候。舌淡红、边有齿印，脉弦细，为脾气虚之征。③证为心脾气阴两虚，治应黄芪、麸炒白术、党参（归脾汤）健脾益气，党参、麦冬、五味子（生脉散）益气养阴，北柴胡、姜厚朴疏肝行气解郁，炒酸枣仁安神助眠，佐以益母草调经（处于更年期）。

● 2022年8月25日二诊。

服药后头晕、心悸明显减轻，胃脘部不适，月经量多，纳眠可，二便调。舌淡红、边有齿印，脉细。

中医诊断：眩晕（心脾两虚证）。

中医治法：健脾养心。

处方：

黄芪30g	麸炒白术15g	党参30g	麦冬15g
五味子10g	炒酸枣仁10g	姜厚朴10g	北柴胡15g
天麻10g	益母草30g	蒸陈皮10g	姜半夏10g
炙甘草5g			

共7剂，每日1剂，水煎服。

诊治思维：①患者因"头晕近2月"来诊，当属眩晕范畴。②证属心脾两虚，头晕为心脾两虚、风痰上扰之证，心悸、脉细为心阴亏虚之证，胃脘部不适、舌边有齿印为脾胃气虚、痰湿中阻之象，月经量多为脾不摄血之象。③治应以健脾养心为主，兼以息风化痰。④黄芪、麸炒白术、党参健脾益气，麦冬、五味子益气养阴，炒酸枣仁养血安神，姜厚朴、北柴胡疏肝理气解郁，蒸陈皮、姜半夏燥湿和胃，益母草活血调经，天麻平肝息风止头眩，炙甘草调和诸药。

● **2022年9月22日三诊。**

治疗后头晕、心悸明显减轻，胃脘部不适，口干，月经量多，纳眠可，二便调。舌淡红、边有齿印，苔黄、有裂纹，脉弦细。

中医诊断：眩晕（心脾两虚证）。

中医治法：益气养阴，健脾养心。

处方：

黄芪30g	炒白术15g	党参30g	麦冬15g
五味子10g	炒酸枣仁20g	姜厚朴10g	北柴胡15g
姜半夏10g	益母草30g	蒸陈皮10g	百合30g
茵陈30g	炙甘草5g		

共7剂，每日1剂，水煎服。

诊治思维：①患者头晕近2月就诊，病属眩晕。②患者思虑过度，忧思伤脾，心血暗耗，心脾两虚，清阳不展，清窍失养则头晕目眩；心神失养则胸闷心悸、夜眠差；脾失健运则见胃脘不适。舌淡红、边有齿印，苔黄、见裂纹，脉弦细为心脾两虚之证。③治应益气养阴，健脾养心。④方中黄芪甘温，益气补脾；炒白术、党参、补脾益气，助黄芪益气生血；炒酸枣仁、百合宁心安神；麦冬、五味子滋阴安神，姜半夏、蒸陈皮理气燥湿，滋而不腻；姜厚朴宽中消积，化湿开郁；北柴胡疏肝解郁，益母草活血调经，茵陈清热利湿，炙甘草补气调中，为佐使药。心脾同治，使脾旺则气血生化有源，气血并补，气为血之帅，气旺则自生，血足则心有所养。

病案9

● 王××，男，66岁。2022年8月11日初诊。

因"反复头晕10余年"来诊。患者反复头晕，出冷汗，恶心。半年余前发现血压偏高，最高达163/128mmHg。近1个月来感胃酸过多，间歇性耳鸣、睡眠可，大便干，纳可，口干，畏寒。舌淡胖、有裂纹，脉弦。

中医诊断：眩晕（阴阳两虚证）。

中医治法：滋阴壮阳，祛风止眩。

处方：

茯苓15g	桂枝10g	天麻10g	煅牡蛎30g（先煎）
姜半夏10g	制何首乌30g	麸炒白术15g	川芎10g
枸杞子30g	菊花10g	蒸陈皮10g	炙甘草5g

共7剂，每日1剂，水煎服。

诊治思维：①反复头晕10余年，病属眩晕。②老年男性，口干，舌淡胖、有裂纹，畏寒为阴阳两虚，"无虚不作眩"也。③方以苓桂术甘汤、半夏白术天麻汤加川芎以祛风止眩，制何首乌、煅牡蛎、枸杞子、菊花可滋阴、平肝、潜阳。

● 2022年8月25日二诊。

初诊治疗后，患者自觉反复头晕，眼花，恶心，间歇性耳鸣，睡眠可，纳可，口干，畏寒，大便干，舌淡胖、有裂纹，脉沉弦。

中医诊断：眩晕（气阴两虚证）。

中医治法：益气养阴，祛风止眩。

处方：

熟地黄20g	山药30g	酒萸肉20g	天麻10g
川芎10g	制何首乌30g	石斛15g	煅牡蛎30g（先煎）
桑叶15g	党参30g	白术15g	炙甘草5g

共14剂，每日1剂，水煎服。

诊治思维：①病已多年，正气已然耗损。恶心、畏寒、舌淡胖、脉沉滑为脾气虚之证。②口干、大便干、舌有裂纹为阴虚之兆，肾精不足，清窍失养故头晕眼花，肾开窍于耳，故又见耳鸣。③脉弦为肝阴不足、肝风内动之脉象。④以熟地黄、山药、酒萸肉、石斛、桑叶滋养肝肾之阴，党参、白术补脾益气扶正，煅牡蛎平肝潜阳，天麻、川芎祛风止眩，制何首乌补肝肾、益精血，炙甘草调和诸药。

● **2022年9月8日三诊。**

经治疗，患者头晕较前明显减轻，但自觉困倦乏力，眼花、迎风流泪，恶心，间歇性耳鸣，晨起腰痛、活动后减轻，畏寒，口干，纳眠可，小便黄，大便干。舌淡红、边有齿印，花剥苔（色黄），脉沉弦。

中医诊断：眩晕（气阴两虚，脾肾亏虚证）。

中医治法：益气养阴，补益脾肾。

处方：

北柴胡15g	黄芩15g	党参30g	熟地黄20g
麦冬15g	山药30g	牡丹皮10g	五味子10g
酒萸肉20g	枸杞子30g	粉萆薢30g	天麻15g
炙甘草5g			

共7剂，每日1剂，水煎服。

诊治思维：①脾胃为气血生化之源，肾为先天之本，患者久病体虚，气血阴阳不足，累及脾肾，舌淡胖、有齿印，脉沉弦，均为脾肾亏虚、气阴两虚之证。②治应益气养阴，补益脾肾。③党参益气健脾，熟地黄、麦冬、山药、酒萸肉、枸杞子滋阴填精，分别滋养肺脾之精血、肝肾之阴液，佐以五味子收敛固表，北柴胡调和表里，疏导经气，以防滋补之腻，天麻祛风止眩晕，粉萆薢利湿祛浊，与黄芩一同清利内热、调理二便。

● **2022年9月22日四诊。**

经治疗后头晕、耳鸣、畏寒较前明显减轻，困倦乏力，眼花、迎风流泪、晨起腰痛、活动后减轻，口干，无恶心呕吐，纳眠可，小便黄，大便干。舌淡红、边有齿印，花剥苔（色黄），脉沉迟。

中医诊断：眩晕（气阴两虚证）。

中医治法：健脾益气，滋阴固肾。

处方：

北柴胡15g	黄芩15g	党参30g	熟地黄20g
麦冬15g	山药30g	牡丹皮10g	五味子10g
酒萸肉30g	枸杞子30g	石菖蒲20g	金樱子30g
天麻20g	桂枝5g	煅牡蛎30g（先煎）	
炙甘草5g			

共7剂，每日1剂，水煎服。

诊治思维：①患者因眩晕复诊，经治疗后头晕、耳鸣、畏寒较前明显减轻。②口干、舌淡红、边有齿印，花剥苔（色黄），脉沉迟，晨起腰痛，为气阴两虚证。③方以六味地黄汤、生脉饮和小北柴胡汤化裁加减而成，治应健脾益气，滋阴固肾。加用石菖蒲、天麻祛风止眩，煅牡蛎平肝潜阳。

● **2022年10月20日五诊。**

经治疗，患者头晕、耳鸣、畏寒较前明显减轻，困倦乏力，眼花、迎风流泪，偶有腰痛，牙痛，口干，无恶心呕吐，纳眠可，二便调。舌淡红、有齿印及裂纹，苔薄黄，脉沉弦。

中医诊断：眩晕（上热下寒证）。

中医治法：清泻胃火，温补脾肾。

处方：

山药30g	黄芩15g	党参30g	生石膏30g（先煎）
北柴胡15g	五味子10g	盐菟丝子30g	麦冬15g
酒萸肉15g	枸杞子30g	天麻20g	桂枝5g
浮小麦30g	金樱子30g	炙甘草5g	

共14剂，每日1剂，水煎服。

诊治思维：①治疗前患者气阴两虚、脾肾亏虚证明显，服用中药以益气养阴、补益脾肾后头晕、耳鸣、畏寒症状明显减轻，脾肾之阳气逐渐增强，但下寒之证仍在，近段时间偶有牙痛、口干等胃热之证，故诊断为上热下寒。治应清泻胃火，温补脾肾。②在治疗有效的情况下，温补脾肾续用前方，并加用盐菟丝子、桂枝、金樱子以补肾固本、引火归元，去粉草薢以防祛湿太过以伤阴，去熟地黄、减少酒萸肉用量以防滋腻碍胃，加生石膏以清泻胃火。

病案10

●张××，男，35岁。2022年9月8日初诊。

因"头晕、头重2年"来诊。经治疗，患者仍觉头晕头重，以前额为主，疲倦乏力、困倦，视物模糊，腰痛，下肢乏力，口干，便溏，小便黄。既往有乙肝"小三阳"病史，现服用恩替卡韦1片，每天1次。查体：体形胖，口唇发紫。舌红、有裂纹、苔薄黄，脉沉弦。8月18日于广州某三甲医院拍颈椎正侧位片，考虑为颈椎病。

中医诊断：眩晕（气阴两虚证）。

中医治法：滋补肝肾，健脾化湿。

处方：

北柴胡15g	黄芩15g	党参30g	熟地黄20g

麦冬15g　　　　山药30g　　　　牡丹皮10g　　　　五味子10g

酒萸肉20g　　　荷叶10g　　　　黄芪30g　　　　　茵陈30g

炙甘草5g

共14剂，每日1剂，水煎服。

诊治思维： ①患者因头晕、头重2年来诊，病为眩晕。②伴见疲倦乏力、困倦、便溏、腰痛为脾气虚之象，头重为脾虚失运，湿邪上泛所致。③口干、小便黄、舌苔薄黄、裂纹舌为阴虚之候。肝开窍于目，肝肾阴虚、水不涵木则视物模糊、头晕，脉沉弦亦为肝肾阴虚之兆。④综合患者病机，为脾肾气虚、肝肾阴虚之证，辨证为气阴两虚。⑤治则以滋补肝肾、健脾化湿为法，遣方用药以自拟小生六汤化裁，以生脉散（党参、麦冬、五味子）益气养阴，熟地黄、酒萸肉滋肾养肝，辅以黄芪补气健脾，北柴胡、黄芩、牡丹皮疏肝行气解郁，山药益气养阴、补脾肺肾，佐以荷叶、茵陈清热凉血化湿，最后用炙甘草调和诸药。

● **2022年10月6日二诊。**

经治疗患者仍觉头晕头重，以前额为主，疲倦乏力、困倦，目涩，肩痛，腰痛、便溏减少，下肢乏力，口干，小便黄。查体：体胖，口唇发紫。舌红、苔薄黄、有裂纹，脉沉弦。

中医诊断： 眩晕（气阴两虚证）。

中医治法： 益气养阴，息风止眩。

处方：

熟地黄10g　　　酒萸肉20g　　　山药30g　　　　党参30g

麦冬15g　　　　五味子10g　　　牡丹皮10g　　　枸杞子20g

北柴胡15g　　　黄芩15g　　　　天麻10g　　　　菊花10g

白术20g　　　　炙甘草5g

共7剂，每日1剂，水煎服。

诊治思维： ①诊断明确，前次治疗后患者仍有头晕。②疲倦乏力、困倦、下肢乏力为仍有气虚之象，目涩、口干、小便黄、苔薄黄、舌有裂纹为阴虚肝郁之象，肝郁化热可见目涩、舌红、苔黄。③治疗以益气养阴，息风止眩为主，佐以理气平肝、清热之剂。④方中熟地黄、酒萸肉、山药滋阴补肾，党参、麦冬、五味子、白术益气养阴，枸杞子、牡丹皮、北柴胡、黄芩疏肝柔肝，佐以天麻、菊花平肝息风，炙甘草为使调和诸药。

● 2022年10月20日三诊。

经治疗患者仍觉头晕头重，以前额为主，眼睛困倦，视物模糊，肩痛，腰痛、下肢乏力减轻，偶有口干，小便黄，大便调。舌红，苔薄白，脉沉弦。

中医诊断：眩晕（少阳证类）。

中医治法：滋养肝肾，和解少阳。

处方：

菊花15g	黄芩15g	党参30g	煅牡蛎30g（先煎）
北柴胡15g	酒萸肉20g	天麻10g	葛根30g
枸杞子30g	炙甘草5g		

共7剂，每日1剂，水煎服。

诊治思维：①服药后，仍觉头晕头重，诊断为眩晕病。②腰痛、下肢乏力为肾阴虚之征，阴虚阳亢于上，故见头晕，目眩，口干，舌红，苔薄白，脉沉弦，为肝肾阴虚之证候。③治应滋养肝肾，和解少阳。④方选小北柴胡汤和解少阳，枸杞子、菊花、酒萸肉滋养肝肾，清热泻火，天麻祛风止眩，煅牡蛎重镇潜阳，葛根解肌止痛，炙甘草调和诸药。

病案11

● 李××，女，68岁。2022年9月8日初诊。

因"乏力、少气、头晕1年"来诊。现乏力、少气、头晕、眼花，双上肢麻木，怕冷，纳眠可，二便调。既往有糖尿病病史18年，未服药治疗。舌淡红、有裂纹，脉沉细。

中医诊断：眩晕（脾肾阳虚证）。

中医治法：健脾固肾，温阳通脉。

处方：

熟地黄20g	山药30g	酒萸肉20g	黄芪30g
桂枝10g	白芍15g	丹参15g	威灵仙15g
炙甘草5g			

共7剂，每日1剂，水煎服。

诊治思维：①患者主因"乏力、少气、头晕1年"来诊，诊为眩晕。②乏力、少气、头晕、眼花、怕冷，为脾肾阳虚、机体失养之证；双上肢麻木，为瘀血阻络之候；舌淡红、有裂纹，脉沉细，为阳虚兼有阴虚之象。③治应健脾固肾，温阳通脉。④熟地黄、山药、酒萸肉补益肝脾肾，黄芪、桂枝、白芍（黄芪桂枝五物汤）益气温经，和血通痹；丹参活血祛瘀；威灵仙祛风湿、通经络；炙甘草调和诸药。

随访：服药后诸症减轻。

病案12

● 廖××，女，56岁。2023年6月22日初诊。

头晕，怕风，二便可，舌淡红、有齿痕、苔薄白，脉细。

中医诊断：眩晕（气阴亏虚证）。

中医治法：益气养阴。

处方：

北柴胡15g	黄芩15g	党参30g	熟地黄20g
麦冬15g	山药30g	牡丹皮10g	五味子10g
酒萸肉20g	红花5g	天麻10g	川芎10g
蝉蜕10g	炙甘草5g		

共7剂，每日1剂，水煎服。

诊治思维：①患者因头晕来诊，诊为眩晕。②头晕为气阴两虚、清窍失养之象，卫气不足则怕风，齿痕为脾气虚之象，脉细为阴虚之象，故辨证为气阴两虚。③治应益气养阴。④方药以小生六汤调补五脏之虚，佐以天麻、川芎、蝉蜕、红花，共奏祛风止晕、活血开窍、增强止眩之功。

（二）头痛

病案1

● 张××，男，59岁。2022年1月27日初诊。

1个月前患者开始出现颠顶疼痛，下午及夜间为甚，曾服用二十五味珊瑚、普瑞巴林、甲钴胺等药物未见明显缓解，偶有胃脘部疼痛、口干、大便干结，无夜尿。舌暗红、苔薄黄，脉弦。于1月8日在广州某三甲医院查头颅CT提示枕大池囊肿，余未见明显异常。

中医诊断：头痛（肝阳上亢证）。

中医治法：平肝潜阳。

处方：

熟地黄20g	山药30g	山茱萸20g	天麻10g
川芎10g	白芍30g	钩藤20g	煅牡蛎30g（先煎）
制何首乌30g	炒酸枣仁30g	厚朴10g	炙甘草5g

共7剂，每日1剂，水煎服。

诊治思维：①患者因头痛1个月来诊，头颅CT显示枕大池囊肿。②口干，大便干结，舌暗红、苔薄黄，脉弦，为肝阳上亢。③治应六味之三补（熟地黄、山药、山茱萸）肝肾，用天麻、川芎、白芍、钩藤、煅牡蛎祛风平肝潜阳。④制何首乌、厚朴通腑上病下治。⑤川芎、炒酸枣仁安神止痛。

随访：服药后头痛、口干减轻，大便易解。

● 张××，女，47岁。2022年10月20日初诊。

患者3年前开始反复出现头痛，心情不畅时、夜间为甚，月经紊乱，失眠，小便黄，大便调，无恶寒发热。舌淡红、有齿印及裂纹，苔薄白，脉弦细。

中医诊断：头痛（肝郁脾虚证）。

中医治法：疏肝健脾，安神止痛。

处方：

北柴胡15g	白芍15g	知母10g	川芎10g
醋香附10g	益母草30g	醋延胡索15g	炒酸枣仁30g
炒白术15g	煅牡蛎15g（先煎）		炒枳壳10g
炙甘草5g			

共7剂，每日1剂，水煎服。

诊治思维：①患者因反复头痛3年来诊，诊断为头痛。②患者情志抑郁，肝气郁结，气机不畅，清气遏而不升，浊气逆而不降，头窍气机不通则痛，气机不畅，扰乱心神，夜寐不安，肝郁乘脾，胃纳不佳，舌淡红、有齿印、苔薄白，脉弦细符合肝郁脾虚之证。③治应疏肝健脾，安神止痛。④方剂以北柴胡疏肝散合酸枣仁汤加减，北柴胡、白芍、炒枳壳疏肝木，理脾滞，畅枢机；醋香附疏肝解郁；炒白术健脾补气；醋延胡索行气止痛；益母草活血调经；炒酸枣仁、煅牡蛎、知母安神助眠；炙甘草调和诸药。

随访：服药后头痛明显减轻，月经、睡眠亦改善。

（三）胸胁痛

病案1

● 张××，男，42岁。2022年3月10日初诊。

患者因"胸背部疼痛4天"来诊。现胸背部疼痛，以两侧肌肉疼痛为主，咳嗽时明显，大便正常，偶有夜尿。脉弦，舌淡红、边有齿印。

中医诊断：胸胁痛（肝郁气滞证）。

中医治法：疏肝解郁、理气止痛。

处方：

北柴胡15g	麸炒枳壳15g	白芍15g	瓜蒌仁15g
醋延胡索15g	炙甘草5g		

共7剂，每日1剂，水煎服。

诊治思维：①患者因胸背部疼痛4天来诊，属于胸胁痛。②舌淡红，脉弦，为肝郁气滞之象。③方以四逆散加瓜蒌仁、醋延胡索，疏肝解郁，理气止痛。

随访：服药3剂后胸胁痛明显减轻，服药5剂后疼痛缓解。

病案2

● 刘××，男，42岁。2022年3月10日初诊。

患者1个月前开始出现右侧胸胁疼痛，伴右肩部不适，二便正常，睡眠差，口干，舌淡红，脉沉弦。

中医诊断：胁痛（肝气郁结证）。

中医治法：疏肝解郁。

处方：

北柴胡15g	炒枳壳15g	白芍15g	丝瓜络20g
醋延胡索15g	炒酸枣仁30g	姜半夏10g	蒸陈皮10g
炙甘草5g			

共7剂，每日1剂，水煎服。

诊治思维：①患者因右侧胸胁痛1个月来诊，诊为胁痛。②肝络主胁，故胁痛为肝经主病。③伴睡眠差，口干，心主神志，肝郁化热，热扰心神，则卧不安而口干。④舌淡红，脉沉弦，弦属肝，为脾气虚，肝郁化热而克脾，治当疏肝清热，佐以健脾。⑤方以四逆散加丝瓜络。⑥醋延胡索疏肝解郁止痛，姜半夏、蒸陈皮健脾化痰湿，炒酸枣仁安神助眠。

随访：服药后胁痛缓解，睡眠改善。

病案3

● 李××，女，44岁。2022年10月6日初诊。

患者2天前开始出现右胁部疼痛。今日疼痛自行缓解，晨起口苦，偶有烦躁，寐差，大便硬，小便偏黄。平时月经正常，目前备孕。舌淡红、苔黄腻，脉弦细。肝胆脾胰彩超显示肝内胆管结石声像（大小约为4 mm×3 mm、3 mm×3 mm）。

中医诊断： 胁痛（肝郁脾虚证）。

中医治法： 疏肝利胆，健脾益肾。

处方：

北柴胡15g	黄芩15g	党参30g	百合30g
山药30g	白芍30g	枳实15g	酒萸肉20g
熟地黄20g	益母草30g	白术20g	炙甘草5g

诊治思维： ①患者因右侧胸胁痛2天来诊，诊为胁痛。②肝络主胁，故胁痛为肝经主病。③伴晨起口苦，偶有烦躁，寐差，心主神志，肝郁化热，热扰心神，则卧不安、烦躁而口苦。④舌淡红，苔黄腻，脉弦细，弦属肝，为肝郁脾虚证，故为肝郁化热而克脾，治当疏肝清热，佐以健脾。⑤方以四逆散加党参、山药、白术疏肝健脾，考虑患者目前备孕，佐以酒萸肉、熟地黄滋养肝肾，加百合安神助眠。

随访：服药后诸症减轻。

（四）瘿病

病案

● 冯××，女，38岁。2022年6月22日初诊。

患者2年前出现甲亢，口服"赛治"（甲巯咪唑片）治疗，现睡眠差，胃纳欠佳，出汗多，动则出汗，少许心悸，伴口干，大便溏，小便可。舌淡红、苔薄白，脉沉弦。

中医诊断：瘿病（肝郁气滞证）。

中医治法：疏肝散结。

处方：

北柴胡15g	黄芩15g	党参30g	熟地黄20g
麦冬15g	山药30g	牡丹皮10g	五味子10g
酒萸肉20g	浙贝母20g	百合30g	浮小麦30g
益母草30g	炒白术20g	炙甘草5g	

共7剂，每日1剂，水煎服。

诊治思维：①患者为青年女性，2年前出现甲亢，中医诊断为瘿病（肝郁气滞证）。②患者长期思虑过度，阻滞气机，致肝气郁结，气滞血瘀，壅结颈前，发为瘿病。舌淡红，脉沉弦，为肝郁气滞之证。③治应以疏肝散结为法。方中熟地黄、麦冬、山药、酒萸肉滋补肝肾，滋水涵木；北柴胡、黄芩清肝热，解肝郁；百合宁心除烦；浮小麦清热敛汗；益母草活血调经、利尿消肿；党参健脾益肺、养血生津；牡丹皮消热凉血、活血化瘀；炒白术燥湿、止汗；浙贝母化痰散结；炙甘草调和诸药。

随访：服药后纳眠改善，心悸减轻，汗出仍较多，大便偏烂。

五、肾系病证

（一）水肿

病案1

● 邓××，女，51岁。2022年3月24日初诊。

患者反复双下肢浮肿半年余，未经系统诊治，近1个多月无明显诱因复作，眼睑、双下肢浮肿，晨轻暮重，小便尚调，大便不爽。停经1年后，上月再次出现少量月经。舌淡红、边有齿印，苔薄白，脉沉细。

中医诊断： 水肿（脾阳虚证）。

中医治法： 温阳健脾，利水消肿。

处方：

茯苓20g	麸炒白术15g	白芍10g	干姜10g
苦杏仁10g	姜厚朴10g	木香10g	党参30g
大腹皮30g	盐车前子15g	盐牛膝15g	益母草30g
桂枝10g	炒酸枣仁30g	炙甘草5g	

共14剂，每日1剂，水煎服。

诊治思维：《素问·至真要大论》："诸湿肿满，皆属于脾。"患者双下肢浮肿半年来诊，为中医水肿病，为阴水。水肿晨轻暮重，大便不爽，乃属脾。脾阳不振，实脾饮化裁。茯苓、麸炒白术、干姜、党参、桂枝温运脾阳，化湿利水。木香、大腹皮理气消胀，气行则水行矣。适值更年期，故以益母草、炒酸枣仁调经安神。

随访： 服药后水肿消退，大便成形。

病案2

● 张××，女，81岁。2022年7月21日初诊。

因"反复双下肢浮肿1年余，复作3天"来诊，患者反复双下肢轻度浮肿、晨轻暮重，疲倦乏力，口黏口干，无口苦，无恶心欲呕，无心悸冷汗，纳眠尚可，二便尚调。查体：双肺呼吸音粗，未闻及干湿啰音。双下肢轻度凹陷性水肿。舌淡红、有裂纹，苔薄少，脉弦。

中医诊断：水肿（气阴两虚证）。

中医治法：益气养阴，利水消肿。

处方：

熟地黄30g	黄芪15g	丹参15g	山药15g
酒萸肉15g	苦杏仁10g	葶苈子15g	益母草30g
青蒿20g	炙甘草5g		

共7剂，每日1剂，水煎服。

诊治思维：①糖尿病肾病病史多年。②现双下肢浮肿，属于水肿病。③水肿晨轻暮重，疲倦乏力，脾虚之证。④口黏口干，舌淡红、少苔，苔有裂纹，为阴虚之候。⑤证属气阴两虚，治应益气养阴，方以黄芪、山药健脾补气，熟地黄、酒萸肉养阴，辅用苦杏仁、葶苈子宣肺制水，益母草活血利水，青蒿清退暑热，丹参活血祛瘀、清心除烦，炙甘草调和诸药。

● **2022年8月25日二诊。**

反复双下肢轻度浮肿、晨轻暮重，服药后浮肿减轻，头晕脚软，乏力困倦，眠差，口黏口干，无口苦，无恶心欲呕，无心悸冷汗，纳尚可，二便尚调。查体：双肺呼吸音粗，未闻及干湿啰音。双下肢轻度凹陷性水肿。舌淡红、有裂纹，苔薄少，脉沉弦。

中医诊断：水肿（脾肾两虚证气阴两虚）。

中医治法：益气养阴，利水消肿。

处方：

生地黄30g	黄芪15g	丹参15g	山药15g
酒萸肉15g	党参20g	苦杏仁10g	葶苈子15g

车前草20g　　　麦冬15g　　　炒酸枣仁30g　　五味子10g

煅牡蛎30g（先煎）　　　　　炙甘草5g

共7剂，每日1剂，水煎服。

诊治思维：①复诊患者，慢性肾脏病3期，反复双下肢水肿，诊断为水肿病。②久病脾肾亏虚，水液运化失常，故而水肿反复出现，脾肾阳气不足，故晨轻暮重。乏力、脉沉乃气虚不足；口干、苔薄少、见裂纹，是阴虚之证。③水肿之证，其标在肺，其本在肾，其制在脾。生地黄、山药、酒萸肉滋阴固肾，黄芪、党参益气健脾，佐以苦杏仁、葶苈子、车前草宣肺利水，麦冬、五味子可助滋阴收敛，避免利水太过，炒酸枣仁安神助眠，丹参活血祛瘀、清心除烦，煅牡蛎收敛固涩、制酸止痛，炙甘草调和诸药。

病案3

● 关××，女，17岁。2022年9月22日初诊。

因"双下肢水肿3月余"就诊，2022年6月底无明显诱因出现双下肢浮肿，先后于多家医院就诊，2022年7月于广州某三甲医院行肾脏穿刺活检示：局灶节段性硬化（尖端型）。诊断为"肾病综合征"，维持服用激素治疗（甲强龙起初36mg，后逐渐减量，现服用16mg，每日1次），浮肿已消退，舌淡红、苔薄黄干，脉细。

中医诊断：水肿（气阴两虚证）。

中医治法：益气养阴，疏风清热。

处方：

北柴胡15g　　　黄芩15g　　　党参30g　　　熟地黄20g

麦冬15g　　　　山药30g　　　牡丹皮10g　　五味子10g

酒萸肉20g　　　益母草30g　　侧柏叶30g　　荆芥穗10g

青蒿20g　　　　连翘20g　　　炙甘草5g

共14剂，每日1剂，水煎服。

诊治思维：①年轻女性，双下肢水肿3月余，有肾病综合征病史，现用激素维持治疗，诊断为水肿。②年少发病，乃正气不足，易受外邪侵袭所致。本体气阴不足，易生内热，则见苔薄黄干、脉细，治应益气养阴，疏风清热。③方用熟地黄、山药、酒萸肉滋养肾阴，党参益气固本，黄芩、麦冬、五味子可清肺热、养肺阴，金水相生，加强滋阴之力。同时，益母草活血利水，配以北柴胡、牡丹皮、侧柏叶疏通气机，凉血活血；青蒿、连翘清退虚热；荆芥穗疏风散外邪。

随访：服药后病情稳定，水肿未复发。

病案4

● 江××，男，65岁。2023年3月29日初诊。

因"双下肢水肿10月"来诊。10月前出现双下肢水肿，双下肢乏力，颜面潮红，精神稍疲倦，腰部疲乏无力，口不干，睡眠差，大便偏干，小便可。既往有高血压病史15年，痛风性关节炎病史3年。查体：双肺未见异常，心律齐。舌质淡、有齿痕，苔稍黄，脉弦有力。辅助检查：2022年5月21日肌酐为131 μmol/L，尿酸为685 μmol/L，2022年9月尿素氮为11.04 mmol/L。

中医诊断： 水肿（气阴两虚证）。

中医治法： 滋阴清热，固肾利水。

处方：

百合30g	盐关黄柏10g	薏苡仁30g	盐牛膝30g
山药30g	赤芍10g	麸炒苍术10g	盐车前子15g
盐杜仲30g	广金钱草30g	白茅根30g	炒酸枣仁20g
煅牡蛎30g（先煎）		炙甘草5g	

共3剂，每日1剂，水煎服。

诊治思维：①患者双下肢浮肿、疲倦乏力、腰酸，为脾肾气虚、清阳不升所致；颜面潮红、大便干、眠差、苔黄，为阴虚内热之证，故诊断为"气阴两虚"，治应滋阴清热，固肾利水。②百合、山药、白茅根益气养阴，盐杜仲补肾固本；赤芍清热凉血、散瘀止痛；炒酸枣仁、煅牡蛎潜阳安神助眠；再以四妙散（由苍术、黄柏、牛膝、薏苡仁四味清热祛湿中药组成）及盐车前子、广金钱草清热利湿，炙甘草调和诸药。若后期气虚明显，可重用黄芪、麸炒苍术以健脾益气利水。

● 2023年3月23日二诊。

服药后双下肢水肿减轻，右肩颈不适，颜面潮红，精神稍疲倦，乏力，少气，喜温喜热，上热下寒，睡眠差，大便偏干，小便清长，夜尿多。舌质淡红、有齿痕，苔稍黄，脉弦细。

中医诊断：水肿（脾肾两虚证）。

中医治法：健脾益肾，温阳化气。

处方：

北柴胡15g	黄芩15g	党参30g	熟地黄20g
麦冬15g	山药30g	牡丹皮10g	五味子10g
酒萸肉20g	金樱子30g	桂枝10g	白术20g
炙甘草5g			

共7剂，每日1剂，水煎服。

诊治思维：①患者治疗后水肿减轻。②其中乏力、少气、舌有齿痕为脾气虚表现，喜温喜热、上热下寒、睡眠差、大便偏干、小便清长、夜尿多、脉弦细等兼有阴阳两虚，综上乃脾肾两虚为主。③治应健脾益肾，温阳化气，方以小生六汤加减，佐以桂枝、白术温阳健脾利水，金樱子固精缩尿。

● 2023年4月6日三诊。

现双踝关节以下水肿，腰酸，乏力，怕冷，右肩颈拘紧感，眠改善，大便烂，小便清长，夜尿多。舌淡胖、有齿痕，苔薄白，脉沉细。

中医诊断：水肿（脾肾两虚证）。

中医治法：健脾益肾，温阳化气。

处方：

海藻30g	黄芪30g	当归5g	丹参20g
熟地黄20g	鱼腥草30g	荆芥穗10g	葶苈子15g
苦杏仁10g	麸炒白术20g	桂枝15g	百合30g

煅牡蛎30g（先煎）

共7剂，每日1剂，水煎服。

诊治思维：①患者治疗后水肿减轻。②腰酸，乏力，怕冷，大便烂，小便清长，夜尿多，舌淡胖、有齿痕，苔薄白，脉沉细。综上为脾肾两虚为主。③治应健脾益肾，温阳化气，方以罗氏肾病Ⅲ号方加减，佐以麸炒白术、桂枝温阳健脾利水，百合安神助眠。

● 2023年4月20日四诊。

经治疗后仍有双踝关节以下水肿，伴腰酸，乏力，怕冷，右肩颈拘紧感，夜寐改善，小便清长，夜尿多，大便烂。舌淡胖、有齿痕，苔薄白，脉弦。

中医诊断：水肿（脾肾亏虚证）。

中医治法：健脾益肾，温阳化气。

处方：

百合30g	盐关黄柏10g	薏苡仁30g	盐牛膝30g
山药30g	赤芍10g	麸炒苍术10g	盐车前子15g
广金钱草30g	白茅根30g	威灵仙20g	苏木10g

炙甘草5g

共3剂，每日1剂，水煎服。

诊治思维：①患者虚劳，脾肾亏虚证，经治疗后仍有双踝关节以下水肿，伴见腰酸、乏力、怕冷、小便清长、夜尿多、大便烂等症，辨证仍为脾肾亏虚。②患者有脾肾阳虚之兆，右肩颈拘紧感亦为阳虚经络失于温煦所致。③治疗以健脾益肾、温阳化气为法，佐以清热利湿之剂。

④方仍以自拟经验方痛风汤加减化裁，以健脾益肾，清利湿热，并加用威灵仙、苏木温阳化气，通络止痛。

● 2022年5月11日五诊。

现仍觉有双踝关节以下水肿，腰酸，乏力，怕冷，右肩拘紧感，睡眠改善，大便烂，小便清长，夜尿多。舌淡红胖、有齿印、苔薄白，脉弦。

中医诊断：水肿（脾肾亏虚证）。

中医治法：补益脾肾，温阳化气。

处方：

黄芪30g	海藻30g	当归5g	丹参20g
熟地黄20g	荆芥穗10g	葶苈子15g	杏仁10g
白术10g	桂枝10g	百合30g	泽泻15g
制何首乌30g	煅牡蛎30g（先煎）		

共7剂，每日1剂，水煎服。

诊治思维：①患者高血压病史15年，痛风性关节炎病史3年，因双下肢水肿1年来诊，中医诊断为水肿（脾肾亏虚证）。②慢性肾脏病是各种慢性肾脏疾病晚期肾功能减退引起的综合征，属于中医学的水肿、肾劳等范畴。本病患者肾脏疾病日久，脾肾不足，肾脏气化不利，气机失常，脾气亏虚，气化不利，不能转输运化水液湿浊，肾失开阖，不能够藏精泄浊，使水湿积聚于体内。腰为肾之府，肾虚失荣失养则见腰痛；脾主四肢，脾气亏虚则见肢体乏力。③治应补益脾肾，温阳化气。④方药以罗氏肾病Ⅲ号方加减，重用黄芪健脾补中，当归补血，熟地黄健肾益精；杏仁、制何首乌宣肺通腑，补益肝肾，肾强脾健则水湿得化；海藻清热消痰，利水消肿；煅牡蛎敛阴固涩；桂枝、泽泻温阳化气，利水消肿；百合养心安神，降低尿酸。

● 2022年6月8日六诊。

患者进食西瓜、香蕉后反复水肿，现双下肢浮肿，尿少，口干，眠可，大便烂。舌淡红胖、有齿痕，苔薄白，脉缓。

中医诊断： 水肿（脾虚湿蕴证）。

中医治法： 健脾祛湿，利水消肿。

处方：

海藻30g	黄芪30g	当归5g	丹参20g
熟地黄20g	鱼腥草30g	荆芥穗10g	葶苈子15g
麸炒白术20g	广金钱草30g	盐车前子15g	盐牛膝15g
煅牡蛎30g（先煎）			

共3剂，每日1剂，水煎服。

诊治思维： ①患者脾肾两虚，进食西瓜、香蕉等寒凉之品，更损脾阳，脾虚失运，湿浊内蕴，故见双下肢浮肿，脾虚津液运化失权，故见尿少、口干、大便烂。②舌淡红胖、有齿痕，苔薄白，脉缓，为脾虚湿蕴之证。③治应健脾祛湿，利水消肿。④方选罗氏肾病Ⅲ号方加减，加麸炒白术、广金钱草、盐车前子、盐牛膝健脾祛湿且利水消肿。

病案5

● 李×，男，31岁。2023年7月7日初诊。

因"双下肢浮肿1月余"来诊。1个多月前患者过度劳累后出现双下肢浮肿，精神疲乏，饮食一般，夜晚多梦，耳鸣，小便有泡沫，偶感排尿疼痛，夜尿每晚4～5次，大便正常，无发热、关节疼痛、颜面浮肿、腰部酸胀。查体：心肺未见异常，双肾区无叩击痛，双下肢凹陷性浮肿。舌淡红、边有齿痕，脉弦细。辅助检查：5月22日，24h尿总蛋白为9.10g，尿蛋白尿为（+++），潜血为（+）；6月1日于广州某三甲医院彩超示左肾弥漫性损伤改变，前列腺结石。7月3日于广州某三甲医院验尿蛋白（++++）。

中医诊断： 水肿（脾肾两虚证）。

中医治法：疏肝益肾，健脾益气，活血清热。

处方：

北柴胡15g	广金钱草30g	金樱子30g	熟地黄20g
丹参15g	益母草30g	鱼腥草30g	百合20g
青蒿20g	黄芩15g	党参30g	煅牡蛎30g（先煎）
炙甘草5g			

共7剂，每日1剂，水煎服。

● 2023年7月14日二诊。

双下肢仍有浮肿，精神一般，饮食一般，睡眠好转，小便无泡沫，无排尿痛，尿路分叉，大便正常，舌红，脉弦细。

处方：

原方去广金钱草、金樱子、百合，加杏仁10g、葶苈子15g、炒白术15g。

共7剂，每日1剂，水煎服。

● 2023年7月21日三诊。

双下肢仍有浮肿，偶感乏力，小便黄，腰酸，耳鸣，大便溏，多梦，怕冷，精神可，舌红，脉弦细。辅助检查：7月17日，于广州某医院检查24h尿总蛋白为7.99g。

中医诊断：水肿（脾肾两虚证）。

中医治法：健脾益气，补肾利湿。

处方：

黄芪30g	炒白术20g	山药30g	酒萸肉20g
桂枝10g	泽泻15g	杏仁10g	葶苈子15g
益母草30g	蝉蜕5g	百合15g	炙甘草5g

共7剂，每日1剂，水煎服。

● 2023年7月28日四诊。

双下肢水肿较前好转，泡沫尿，舌淡红、边有齿印，脉细。

处方：

上方加青蒿、侧柏叶各20g。

共7剂，每日1剂，水煎服。

诊治思维： 罗氏肾病Ⅰ号方为罗仁教授治疗以蛋白尿为主要检验指标的经验方。罗老认为，蛋白尿的病机多与脾肾相关，"脾主运化""脾主升清"，脾气不升则精微物质下注，易引起蛋白尿。此病还与肾藏精、肝藏血有关，肝肾不足，则藏泄失调，精微下注，正虚往往伴有瘀血、热毒，因此治则是疏肝益肾，健脾益气，活血清热。熟地黄纯阴，主滋养肾，为君药；北柴胡疏散外邪，疏肝理气，合熟地黄使肝肾藏泄有条；党参健脾益气，脾健则清阳升；丹参、益母草、煅牡蛎活血祛瘀，凉血解毒；黄芩、鱼腥草清热解毒，利尿通淋，为佐药；青蒿清虚热；广金钱草排石通淋；金樱子固精缩尿；炙甘草为使药。二诊因小便无排尿痛及夜尿症状，较前好转，去排石与缩尿的广金钱草、金樱子、百合，加利湿健脾中药杏仁、葶苈子、炒白术。三诊患者以肾阳虚兼气虚夹痰湿为主，以六味地黄丸加减，选炒白术、山药、酒萸肉补肾健脾，桂枝助阳行气，泽泻去除肾脏瘀浊，杏仁归大肠经、肺经，具有宣肺通调水道的妙用，与葶苈子配伍使水肿从小便而出，选用益母草加强利尿消肿作用，加以轻清升散之蝉蜕，宣肺窍；百合养阴润肺，清心安神；黄芪补气升阳，加以炙甘草调和诸药。患者四诊时，双下肢水肿较前好转，但有泡沫尿，守方，辨证加减清虚热的青蒿、侧柏叶，以凉血收涩。

（二）劳淋

病案1

● 陈××，女，38岁。2022年3月10日初诊。

因"尿频1月余"来诊。现尿频，尿后余沥，尿量多，无尿痛，嗳气，偶有胃胀，睡眠欠佳，无腰酸腰痛，大便正常。舌质红，苔薄黄、有裂纹，脉弦细。

中医诊断： 劳淋（肾虚证）。

中医治法： 温阳固肾。

处方：

金樱子30g	益智仁30g	炒酸枣仁30g	黄芪30g
苦杏仁10g	姜半夏10g	蒸陈皮10g	炙甘草5g

共3剂，每日1剂，水煎服。

诊治思维： ①患者尿频1个多月，尿后余沥，当属劳淋。②舌红苔黄、有裂纹，脉弦细，为肾阴虚。③方以金樱子、益智仁、炒酸枣仁安神固肾缩泉，蒸陈皮温胃健脾，黄芪、苦杏仁宣肺固表补气，因有胃炎史，加姜半夏和胃，炙甘草调和诸药。④肾阴虚未用养阴之药，是为不足，可加山药、山茱萸更妥，或用二至丸亦可。

随访： 服药后尿频、尿余沥稍减轻。

病案2

● 梁××，男，28岁。2022年7月7日初诊。

因"尿频尿急5年余"来诊。现尿频尿急、尿不尽，阴囊有潮湿感，疲倦乏力，失眠、多梦、善太息，餐后腹胀，畏寒肢冷，无口干口苦，大便不爽。舌淡胖、边有齿印，苔薄白，脉弦细。

中医诊断： 淋证（脾肾阳虚，肝气郁结）。

中医治法： 温补脾肾，理气疏肝。

处方：

黄芪30g	麸炒白术20g	党参30g	炒酸枣仁30g
金樱子30g	枸杞子15g	北柴胡15g	麸炒枳壳10g
白芍15g	桂枝10g	百合30g	炙甘草5g

共7剂，每日1剂，水煎服。

诊治思维：①尿频尿急5年余，病属劳淋，其主在肾。②患者阴部潮湿，畏寒肢冷，肾阳虚也。③疲倦乏力，大便不爽，舌淡胖、边有齿印，为脾虚之症。③失眠多梦，善太息，肝气不舒。④方以黄芪、麸炒白术、党参健脾，金樱子、枸杞子、桂枝固肾温阳，北柴胡、麸炒枳壳、白芍疏肝理气，炒酸枣仁、百合养阴安神。诸药合用，包含归脾汤、桂枝汤、四逆散及补肾之药。⑤隋代巢元方《诸病源候论》谓："诸淋者，由肾虚而膀胱热故也。"证之临床，肝郁、脾虚、虚寒、阳虚亦可致淋，非止肾虚耳。

随访：服药后诸症减轻。

病案3

● 李××，男，37岁。2022年7月7日初诊。

因"尿频尿急2年余"来诊。现尿频尿急，无尿痛，疲倦，伴腰酸、早泄，阴囊潮湿感，无畏寒肢冷，无口干口苦，纳眠可，大便尚调。舌淡红、边有齿印、苔薄少，脉弦细。

中医诊断：淋证（肾气不足证）。

中医治法：固肾涩精。

处方：

北柴胡15g	黄芩15g	党参30g	熟地黄20g
麦冬15g	山药30g	牡丹皮10g	五味子10g
酒萸肉20g	益智仁30g	金樱子30g	盐菟丝子30g
枸杞子20g	炙甘草5g		

共14剂，每日1剂，水煎服。

诊治思维：①男性患者，因"尿频尿急2年余"来诊，当属淋证，为劳淋。②伴见疲倦、腰酸、早泄、阴部潮湿，舌淡红、边有齿印，脉弦细，当为脾肾不固，需益肾藏精也。③方以小生六汤调理五脏，重用五味子、金樱子、盐菟丝子、枸杞子、益智仁固肾涩精。虽为慢性病，亦可求速效。④患者有慢性前列腺炎，不可见"炎"为火，而用清热泻火之剂，当补则补，当涩则涩也。

● **2022年7月21日二诊。**

患者尿频尿急2年余，经治疗后症状稍好转，无尿痛，疲倦，仍腰酸明显，早泄，阴囊潮湿感，偶有胃脘胀满，无畏寒肢冷，无口干口苦，纳眠可，大便尚调。舌淡红、边有齿印，苔薄少，脉沉弦。

中医诊断：淋证（肾气不足证）。

中医治法：固肾涩精。

处方：

北柴胡15g	黄芩15g	党参30g	熟地黄20g
麦冬15g	山药30g	牡丹皮10g	五味子10g
酒萸肉20g	金樱子30g	盐菟丝子30g	枸杞子20g
益智仁30g	姜半夏10g	蒸陈皮10g	炙甘草5g

共14剂，每日1剂，水煎服。

诊治思维：①尿频尿急2年余，经治疗有好转，仍属劳淋。②乏力，腰酸，早泄，舌淡红、边有齿印，脉沉弦，为肾气不足所致。③治应自拟小生六汤调理脏腑，加金樱子、盐菟丝子、枸杞子、益智仁固肾涩精，保养肾气为本。④伴胃脘胀满，病在脾胃，故加姜半夏、蒸陈皮和胃之剂。

（三）石淋

病案1

● **冉××，男，40岁。2022年10月6日初诊。**

因"左侧腰腹部隐痛3天"来诊。现左侧腰腹隐痛，纳欠佳，眠可，大便烂。舌淡红、有齿印，根部苔黄腻，脉沉弦。既往有肾结石病史。10月6日，双肾膀胱前列腺彩超示左肾多发结石声像，前列腺多发性钙化灶声像，右肾未见明显异常声像。查体：双肾区无叩痛。

中医诊断：石淋（湿热下注证）。

中医治法：清热利湿通淋。

处方：

黄芪30g	生地黄20g	乌药10g	盐牛膝15g
青皮10g	苦杏仁10g	广金钱草30g	桃仁10g
白芍30g	茵陈30g	滑石30g（包煎）	
海金沙15g（包煎）		盐车前子15g（包煎）	炙甘草5g

共14剂，每日1剂，水煎服。

诊治思维：①左侧腰腹部隐痛3天，B超提示左肾多发结石，病属石淋。②隐痛为主，大便烂，舌有齿印，根部苔黄腻，脉沉弦，均为湿热下注之象，病在下焦，治当以"清热利湿通淋"为法。③方以自拟罗氏排石汤加减，盐牛膝、广金钱草、海金沙、盐车前子清热祛湿，利尿排石；黄芪以增强利尿排石之气；乌药、青皮行气止痛；桃仁活血止痛；苦杏仁宣肺利尿；茵陈清热祛湿，清利下焦；生地黄清热凉血，养阴生津。

随访：服药后未见结石排出，患者自行至泌尿外科行手术治疗。

病案2

● 王××，男，40岁。2022年10月20日初诊。

因"尿痛1月余"来诊。1个多月前患者开始出现尿痛，于广州市某医疗机构检查发现双肾结石，给予中药内服后尿痛较前稍减轻，射精量较前减少。现轻微尿痛，无尿频尿急，无腰痛，纳眠可，二便调。舌红胖、有齿印，苔薄黄，脉沉缓。

中医诊断：淋证（湿热瘀阻证）。

中医治法：清热利湿，活血通淋。

处方：

黄芪30g	生地黄20g	盐牛膝20g	鸡内金30g
鱼腥草30g	广金钱草30g	盐车前子15g（包煎）	

青皮10g	乌药15g	石韦30g	山药30g
薏苡仁30g	桃仁10g	炙甘草10g	

共7剂，每日1剂，水煎服。

诊治思维：①尿痛当属中医淋证。②舌红胖、有齿印、苔薄黄，脉沉缓为湿热瘀阻之候。③治应清热利湿，活血通淋。④方以广金钱草、鱼腥草、鸡内金、盐车前子、石韦、薏苡仁清热利湿通淋；青皮、乌药行气止痛；黄芪、山药健脾益气，促进结石排除；盐牛膝、桃仁化瘀通淋，引石下行；生地黄清热凉血、养阴生津；炙甘草调和诸药。

随访：服药后尿痛缓解，复查彩超已无结石。

病案3

● 林××，男，43岁。2023年4月6日初诊。

因"反复腰部胀痛20年"来诊。20年前开始反复出现腰部胀痛，外院检查发现肾结石，2009年行手术治疗（具体不详）。现右肾区胀痛，尿量不详，大便溏，纳一般，眠可，无恶心呕吐，无皮肤瘙痒。体格检查：肾区可疑叩痛。舌淡暗、有齿印、苔白，脉沉细。辅助检查：3月30日外院查肌酐111 μmol/L，肾小球滤过率为69.69 mL/min，尿酸457 μmol/L。泌尿系彩超示：①左肾重度积液；左肾结石。②右肾局限性积液。③前列腺横径增大伴钙化。④膀胱未见明显异常。

中医诊断：石淋（脾肾亏虚证）。

中医治法：健脾固肾，通淋化石。

处方：

黄芪30g	山药30g	乌药10g	盐车前子15g（包煎）
广金钱草30g	盐牛膝15g	百合30g	海金沙15g（包煎）
青皮10g	王不留行10g	白术20g	滑石30g（包煎）
威灵仙15g	炙甘草5g		

共14剂，每日1剂，水煎服。

诊治思维：①患者平素饮食不节，加之术后调理不当，损伤脾肾阳气，导致水液运化不畅，反复形成结石及积液，腰为肾之府，故反复腰部胀痛不适。病位在肾，舌淡暗、有齿印，脉沉细，均为脾肾亏虚之证。②治应以健脾固肾、通淋化石为法。③以罗氏排石汤进行加减。盐车前子、广金钱草、盐牛膝、海金沙、滑石可清热利尿通淋；黄芪、山药、白术益气健脾；百合滋阴，以防伤及津液；威灵仙清热利湿且可通利关节，缓解疼痛；青皮、王不留行增强行气之力，促进排石；乌药行气止痛、温肾散寒；炙甘草调和诸药。

● 2023年4月20日二诊。

经治疗后，现右侧腰部胀痛，无恶心呕吐，尿量不详，大便尚调，纳眠一般。舌淡暗、有齿印、苔白，脉沉细。辅助检查：4月20日复查彩超示左肾积水，右肾集合系统稍分离。未见结石声像。

中医诊断：石淋（脾肾亏虚证）。

中医治法：健脾固肾，通淋化石。

处方：

黄芪30g	山药30g	乌药10g	滑石30g（包煎）
广金钱草30g	海金沙15g（包煎）		王不留行10g
盐车前子15g（包煎）		青皮10g	白术20g
百合30g	威灵仙15g	盐牛膝15g	路路通10g
炙甘草5g			

共7剂，每日1剂，水煎服。

诊治思维：①患者左肾重度积液、左肾结石，经治疗后，左肾积液程度明显减轻，左肾内已未见结石，提示经治疗后患者病情明显好转。②患者自觉右侧腰部胀痛，结合舌淡暗、有齿印、苔白，脉沉细，辨证仍为脾肾亏虚。③治疗暂不更方，继续守前法，方用自拟排石汤加减化裁，酌加威灵仙温阳补肾。

（四）血尿

病案

● 雷×，女，56岁。2022年4月7日初诊。

因"镜下血尿3月余"来诊。患者偶有肉眼可见的血尿，外院诊断为尿路感染，经抗感染治疗后肉眼血尿消失，仍持续镜下血尿，伴腰部酸痛。确诊高血压病史2年，不规律服药。

中医诊断：尿血（肾虚湿热证）。

中医治法：清热利湿，凉血止血。

处方：

熟地黄20g	山药30g	煅牡蛎30g（先煎）
酒萸肉20g	白茅根30g	侧柏叶30g　荷叶10g
益母草30g	茵陈30g	炙甘草5g

共7剂，每日1剂，水煎服。

诊治思维：①肉眼血尿或镜下血尿，均属于中医尿血辨证治疗范畴。②肾主水，与膀胱相表里，故尿血均从肾论治者多，且多兼有湿热下注。③治应滋阴固肾，清热利湿，凉血止血，六味之三补入肾，白茅根、荷叶、茵陈清热祛湿，凉血止血，煅牡蛎、益母草活血散结利水。

随访：服药后腰酸减轻，血尿减少。

（五）耳鸣

病案

● 刁××，男，55岁。2022年3月24日初诊。

因"耳鸣1年"来诊，尿频，夜寐欠安，既往有高血压病史3年余，糖尿病病史1年，脂肪肝、高脂血症病史，舌淡红、苔薄白，脉弦细。

中医诊断：耳鸣（肾虚证）。

中医治法：补肾填精。

处方：

黄芩10g	党参30g	熟地黄20g	麦冬10g
地龙10g	牡丹皮10g	蝉蜕6g	石菖蒲18g
五味子12g	煅牡蛎20g（先煎）		酸枣仁20g
炙甘草5g			

共14剂，每日1剂，水煎服。

诊治思维：肾开窍于耳，故耳鸣者从心肾论治，方以生脉散合熟地黄，蝉蜕、石菖蒲、地龙通耳窍，煅牡蛎镇潜有助于降血压。

● **2022年4月7日二诊。**

经治疗后，自觉耳鸣症状较前好转，夜寐改善，尿频减轻。舌淡红、苔薄白，脉沉弦。

中医诊断：耳鸣（肾虚证）。

中医治法：补肾填精。

处方：

党参30g	麦冬10g	牡丹皮10g	石菖蒲15g
地龙10g	煅牡蛎30g（先煎）		酸枣仁20g
天麻10g	知母20g	红花5g	川芎5g
茵陈15g	炙甘草5g		

共14剂，每日1剂，水煎服。

诊治思维：①因耳鸣复诊，症状改善。②方以自拟耳鸣汤，处方中党参、麦冬益气养阴，石菖蒲、地龙、煅牡蛎镇潜通窍，天麻、川芎具降压之功，知母有降血糖之效，红花化瘀，茵陈祛湿。③因有失眠，加用牡丹皮、酸枣仁安神除烦。

六、气血津液病证

（一）梅核气

● 王××，女，56岁。2022年3月24日初诊。

因"反复胸闷气短20余年，咽中有异物感2月"来诊。患者反复胸闷气短，活动后加重，未经系统治疗，易受惊吓，咽中有异物感、咯少量白色稀痰，皮肤瘙痒，夜寐欠佳，胃纳可，二便尚调。舌淡红、有裂纹、少苔，脉弦滑。

中医诊断：梅核气（痰气郁结证兼气阴两伤）。

中医治法：行气化痰，益气滋阴。

处方：

蒸陈皮10g	姜半夏10g	桔梗10g	北柴胡15g
紫苏梗10g	麸炒枳壳15g	党参30g	麦冬15g
五味子10g	姜厚朴10g	炒苍耳子10g	炙甘草5g

共7剂，每日1剂，水煎服。

诊治思维：①患者因"咽中有异物感2月"来诊，属梅核气。②素有胸闷气短，亦与痰气交阻、气机不畅有关。③舌淡红、少苔、有裂纹，乃气阴两虚之候。④患者有鼻塞（上颌窦炎），临床所见，不少患者因上颌窦炎引起慢性咽炎而见咽中异物感（梅核气），故在理气化痰（二陈汤）、益气养阴（生脉散）方中加桔梗、炒苍耳子通鼻窍，桔梗、姜厚朴升降相因而宣通肺气。

随访：服药后症状稍减轻，停药反复。

病案2 ✄

●徐××，女，25岁。2022年6月9日初诊。

患者自觉"胸闷、烦躁、咽部不适感2周"，夜间甚，口干，纳呆，眠可，大便不爽，小便可。舌淡红、边有齿印、苔薄白，脉弦细。

中医诊断：梅核气（肝郁脾虚证）。

中医治法：疏肝健脾，理气宽胸。

处方：

北柴胡15g	麸炒白术20g	牡丹皮10g	百合30g
栀子10g	白芍15g	桔梗10g	麸炒枳壳15g
姜半夏10g	炙甘草5g		

共7剂，每日1剂，水煎服。

诊治思维：①年轻女性，胸闷、烦躁，咽部有不适感，应为梅核气，肝郁气滞，郁阻上焦。②舌淡红、边有齿印，脉弦细，口干，大便不爽，乃脾虚之候。③治以四逆散（北柴胡、麸炒枳壳、白芍、炙甘草）疏肝解郁，牡丹皮、栀子清热（丹栀逍遥散之意），麸炒白术健脾，桔梗、姜半夏利咽化痰散结，百合安神定志。④举例以四逆散合四君子汤及二陈汤可能更合适，或逍遥散合二陈汤。

随访：服药后症状稍减轻。

（二）血证

病案 ✄

●朱××，女，39岁。2022年4月7日初诊。

因"四肢瘀斑半年余"来诊。患者半年前无明显诱因下四肢出现瘀斑，2021年11月16日至广州某三甲医院住院，2日后查凝血因子Ⅷ3.0%（↓），考虑"血友病，结缔组织病待排"，予输血、补充凝血因子、抗感染及对症支持治疗。现左大腿内侧有瘀斑，眠可，大便难解，小便调。舌淡暗、苔薄白，脉沉缓。

中医诊断：血溢类（气虚血瘀证）。

中医治法：益气活血。

处方：

黄芪30g	当归5g	麸炒白术15g	制何首乌30g
北柴胡15g	黄芩15g	党参30g	蒸陈皮10g
益母草30g	姜厚朴10g	炙甘草5g	

共14剂，每日1剂，水煎服。

诊治思维：①患者有血友病病史，已行治疗。②现大腿内侧瘀斑，舌淡暗，脉沉缓，为瘀证（气虚血瘀）。③气为血之帅，血为气之母。方以当归补血汤（黄芪、当归），气虚亦可致便秘，故用制何首乌、蒸陈皮、姜厚朴益气行气且通便，复用小北柴胡汤（北柴胡、黄芩、党参）以疏肝，复肝之疏泄而藏血，活血勿忘治肝。

● 2022年6月9日二诊。

现自觉心慌、肢体散在瘀斑，疲倦乏力，双下肢轻度浮肿，眠可，大便难解，小便调。查体：肢体散在瘀斑，按之不褪色。舌淡暗、苔薄白，脉沉缓。

中医诊断：血溢类（气虚血瘀证）。

中医治法：益气化瘀，利水消肿。

处方：

黄芪30g	制何首乌30g	党参30g	桂枝10g
麦冬15g	苦杏仁10g	五味子10g	葶苈子15g
益母草30g	桃仁10g	炙甘草5g	

共7剂，每日1剂，水煎服。

诊治思维：①患者已诊断为血友病，尚无特效药物。②因四肢瘀斑已半年余，按之不褪色，舌淡暗，脉沉缓，属瘀证，气虚不能摄血，血溢脉外，溢于肌肤，乃成瘀斑。③治应益气化瘀利水，黄芪、党参补气；桂枝、益母草、桃仁化瘀；制何首乌、苦杏仁、葶苈子宣肺通脉，利水消肿；复以麦冬、五味子合党参，则为生脉散益气养阴，加强固本之功。

（三）消渴

病案1

● 马××，男，45岁。2022年2月24日初诊。

因"口干、多饮2年"来诊。现口干、多饮，尿多，小便浑浊，体重下降，怕冷，足心发热，大便干且2日一解，睡眠尚可。舌质红胖、苔薄黄，脉弦缓。

中医诊断：消渴病（阴阳两虚证）。

中医治法：滋阴温阳。

处方：

熟地黄20g	山药30g	山茱萸20g	桂枝10g
制何首乌30g	知母10g	金樱子30g	牡丹皮15g
粉萆薢30g	炙甘草5g		

共7剂，每日1剂，水煎服。

诊治思维：①患者有糖尿病病史，口干、多饮、多尿，诊断为消渴。②足心发热，大便干为阴虚，但又怕冷，乃阳气不足，故为阴阳两虚。③方用六味之三补合金樱子固肾养阴，桂枝通阳，制何首乌润肠通腑，粉萆薢分清去浊而治尿浊。④知母、牡丹皮以清热为主，可以考虑不用。

● 2022年6月23日二诊。

现自觉口干、多饮，尿多、尿黄、有泡沫，小便浑浊，体重下降，怕冷，足心发热，大便干且2日1解，睡眠尚可。舌质红、有瘀点、苔薄黄，脉弦。

中医诊断：消渴病（阴阳两虚证）。

中医治法：滋阴清热，温阳益肾。

处方：

熟地黄20g	山药30g	酒萸肉20g	桂枝10g
制何首乌30g	知母10g	金樱子30g	牡丹皮15g
粉萆薢30g	盐菟丝子30g	枸杞子30g	炙甘草5g

共7剂，每日1剂，水煎服。

诊治思维：①患者主诉"三多一少"，病为消渴。②口干、多饮、大便干、足心发热、舌红有瘀斑，为阴虚有瘀之征。③怕冷为阳气不足之兆。④辨为阴阳两虚证，治疗予肾气丸化裁。⑤熟地黄、山药、酒萸肉、知母、牡丹皮、枸杞子滋阴清热，桂枝、金樱子、盐菟丝子温阳固肾，佐以制何首乌通便，粉萆薢分清化浊。

病案2

● 刘××，女，49岁。2022年7月21日初诊。

因"反复双下肢浮肿4月余"来诊，患者有糖尿病病史多年，3月无明显诱因出现双下肢浮肿，经检查诊断为糖尿病肾病（DN），平日坚持服药治疗。现患者双下肢稍肿，口干无口苦，无腰酸腰痛，无畏寒，纳眠可，二便调。查体：双下肢轻度凹陷性水肿。舌淡红、边有齿印，苔薄少、有裂纹，脉弦细。辅助检查：3月做尿常规检查，尿蛋白（+++）；生化检查示白蛋白26.8 g/L。

中医诊断：消渴病（气阴两虚证）。

中医治法：益气养阴。

处方：

党参30g	麦冬15g	五味子10g	知母10g
山药30g	酒萸肉20g	黄芩15g	黄芪30g
益母草30g	炙甘草5g		

共14剂，每日1剂，水煎服。

诊治思维：①有糖尿病、肾脏病病史，属消渴病。②下肢浮肿，舌淡红、边有齿印，苔薄少、有裂纹，脉弦细，为气阴两伤。《素问·至真要大论》曰"诸湿肿满皆属于脾"，故应从脾论治。③方用生脉散为益气养阴代表方，加用黄芪益气，山药、酒萸肉养阴，知母、黄芩泻火降糖，益母草活血利水且有调经之效。

● 2022年8月25日二诊。

服药后双下肢水肿减轻，停药反复，口干缓解，无口苦，无腰酸腰痛，无畏寒，纳眠可，二便调。舌淡红、边有齿印，苔薄白、见裂纹，脉弦细。

中医诊断：消渴病（气阴两虚证）。

中医治法：益气养阴。

处方：

党参30g	麦冬15g	黄芩15g	煅牡蛎30g（先煎）
山药30g	酒萸肉20g	五味子10g	黄芪30g
青蒿20g	苦杏仁10g	葶苈子15g	益母草30g
知母10g	炙甘草5g		

共7剂，每日1剂，水煎服。

诊治思维：①患者反复双下肢浮肿，有糖尿病肾病病史，诊为消渴病。②口干，舌淡红、边有齿印，苔薄白、见裂纹，脉弦细，为气阴两虚之候。③治应益气养阴，利水消肿。④方用党参、山药、黄芪健脾益气，麦冬、五味子、酒萸肉养阴，知母、黄芩、青蒿清阴虚之内热，苦杏仁、葶苈子宣肺通腑，利水消肿，益母草、煅牡蛎散结利水，消蛋白尿。

● 2023年2月23日三诊。

服药水肿减轻，停药后症状反复，自觉口干，无口苦，无腰酸腰痛，无畏寒，纳眠可，二便调。舌淡红、边有齿印，苔薄白、有裂纹，脉沉细。查体：双下肢轻度凹陷性水肿。

中医诊断：消渴病（气阴两虚证）。

中医治法：益气养阴利水。

处方：

生地黄30g	黄芪15g	丹参15g	山药15g
酒萸肉15g	益母草30g	青蒿20g	百合30g
炙甘草5g			

共7剂，每日1剂，水煎服。

诊治思维：①患者有糖尿病病史多年，合并蛋白尿、反复水肿，可予初步诊断为糖尿病肾病，如眼底检查提示存在糖尿病视网膜病变，可以临床确诊。②糖尿病中医病名为"消渴"，病机初起时以阴虚燥热为主，渐至气阴两虚，日久正气耗伤，阳气亏损，导致脾肾阳虚、阴阳两虚。③现患者口干，舌淡红、边有齿印，苔薄白、有裂纹，辨证当属气阴两虚，乃阴虚内热所致。④治疗以益气养阴为法，方中生地黄、酒萸肉、百合养阴，黄芪补气，山药气阴双补，丹参活血祛瘀，益母草、青蒿降低尿蛋白，炙甘草调和诸药。

病案3

● 曾××，女，67岁。2022年10月6日初诊。

患者10余年前开始多饮多食消瘦，检查确诊为2型糖尿病，血糖控制欠佳。现精神可，睡眠欠佳，咳嗽，咽痒，二便调。舌淡暗、苔白腻，脉弦缓。有高血压2级病史多年，目前口服吲达帕胺片，血压为105/58mmHg。2021年8月12日查胸部CT提示左肺上叶上舌段实性结节。

中医诊断：消渴病（心肾两虚证）。

中医治法：养心益肾，活血散结。

处方：

炒酸枣仁30g	川芎10g	知母10g	苦杏仁10g
桃仁10g	浙贝母20g	姜厚朴10g	山药30g

百合30g　　　　　煅牡蛎30g（先煎）　　　　　炙甘草5g

共7剂，每日1剂，水煎服。

诊治思维：①多饮多食消瘦，属消渴病。②患者睡眠欠佳，予炒酸枣仁养心安神；肺有结节，现咳嗽咽痒，予知母、苦杏仁、浙贝母、姜厚朴润肺下气止咳，川芎、桃仁、百合、煅牡蛎活血润肺散结，炙甘草调和诸药。

随访：服药后睡眠改善，咳嗽、咽痒缓解。

病案4

●蒲××，男，44岁。2023年5月11日初诊。

主因"反复口干多饮5年余"来诊。5年前患者开始出现口干多饮，确诊为糖尿病，坚持口服二甲双胍、格列齐特缓释片等药，血糖稳定。现自觉疲倦乏力，排尿无力，偶有头晕、口干，夜尿，大便调，性功能减退。舌淡红，有齿印、裂纹，脉沉弦。

中医诊断：消渴病（气阴两虚证）。

中医治法：益气养阴。

处方：

北柴胡15g　　　黄芩15g　　　党参30g　　　熟地黄20g

麦冬15g　　　山药30g　　　牡丹皮10g　　　五味子10g

酒萸肉20g　　　枸杞子20g　　　金樱子30g　　　黄芪30g

苦杏仁10g　　　炙甘草5g

共7剂，每日1剂，水煎服。

诊治思维：①患者以口干多饮为主诉，既往有糖尿病病史5年余，疲倦、排尿无力等不适，故诊断为消渴。②伴疲倦乏力，排尿无力，偶有头晕、口干，夜尿，大便调，性功能减退，舌淡红，有齿印、裂纹，脉沉弦为气阴两虚证。③治应健脾益气养阴。④方用小生六汤加减健脾补气益阴，加用金樱子、枸杞子壮腰固肾，固精缩尿，苦杏仁宣肺以布散津液，黄芪补脾益气。

● **2023年6月8日二诊。**

病史同前。现自觉疲倦乏力，困倦，排尿无力，大便溏，睡眠尚可，性功能减退。舌淡红，有齿印、裂纹，脉沉弦。

中医诊断： 消渴病（气阴两虚证）。

中医治法： 益气养阴。

处方：

北柴胡15g	黄芩15g	党参30g	熟地黄20g
麦冬15g	山药30g	牡丹皮10g	五味子10g
酒萸肉20g	知母15g	荷叶10g	炒白术20g
炙甘草5g			

共14剂，每日2剂，水煎服。

诊治思维： ①患者因"反复口干多饮5年余"来诊，属中医消渴范畴。②口干多饮、舌裂纹为阴虚之象，疲倦乏力为气虚之象，困倦、大便溏、齿痕为湿困脾胃，清阳不升之象，排尿无力、性功能减退为肾气不足之象，脉沉弦为脾肾气虚兼有肝气郁结之象。③治应以益气养阴为主。④方用小生六汤调肝补肾，益气养阴；加荷叶升清降浊，炒白术燥湿健脾，知母滋阴补肾。

（四）汗证

病案1

● **曾×，男，20岁。2022年6月9日初诊。**

患者自诉5年前开始四肢及掌心汗多，口干，睡眠一般，二便调。舌淡红、边有齿印、舌面见点刺状红点、苔薄白，脉细。

中医诊断： 自汗（心气虚证）。

中医治法： 益气养心敛汗。

处方：

党参30g	麦冬15g	五味子10g	百合30g
浮小麦30g	煅牡蛎30g	桂枝10g	黄连5g
炙甘草5g			

共7剂，每日1剂，水煎服。

诊治思维：①患者因四肢及双手掌心汗多5年来诊，属于多汗症。②汗为心之液，故多汗责于心，从心论治。③伴见舌淡红，舌面有点刺状红点，苔薄白，脉细，辨为心气虚，治宜益气养心敛汗。④方以生脉散益气养心，加百合、浮小麦、煅牡蛎安神敛汗；佐以桂枝、黄连寒温并用，通心阳而清心热；炙甘草调和诸药为使。

随访：服药后汗出明显减少。

病案2

● 林××，男，31岁。2022年6月9日初诊。

患者1年前开始自觉乏力、疲倦，动则汗出，无盗汗，无口干口苦，胃纳一般，夜寐不安，二便尚调。舌边尖红、苔薄黄，脉弦滑。

中医诊断：自汗（气阴两虚证）。

中医治法：益气养阴，固表止汗。

处方：

北柴胡15g	黄芩15g	党参30g	熟地黄20g
麦冬15g	山药30g	牡丹皮10g	五味子10g
酒萸肉20g	乌梅10g	黄芪30g	麸炒白术15g
防风10g	浮小麦30g	炒酸枣仁30g	炙甘草5g

共7剂，每日1剂，水煎服。

诊治思维：①自汗1年，伴乏力、疲倦，动则汗出，属于多汗症，卫表不固。②火热内扰，也可自汗、多汗，汗多伤阴，故舌边尖红，脉弦滑。③证属气阴两虚，治应益气养阴，固表止汗。④方以小生六汤益气养阴，合玉屏风散，加炒酸枣仁、乌梅，酸以敛收。

随访：服药后汗出减少，疲乏减轻。

病案3

● 徐××，男，56岁。2022年7月21日初诊。

因"汗多半年余"来诊。现全身汗多，动则汗出，无口干，饮水多，二便正常，纳眠尚可。舌淡红、苔薄黄，脉沉细。

中医诊断：自汗（暑热证）。

中医治法：清暑祛湿。

处方：

荷叶10g	桑叶15g	芦根30g	淡竹叶10g
麦冬15g	党参15g	青蒿10g	甘草5g
生石膏30g（先煎）			

共7剂，每日1剂，水煎服。

诊治思维：①患者因"汗多半年余"来诊，属于多汗症。②全身多汗，动则汗出，饮水多，舌淡红、苔薄黄，脉弦细，为气虚有热。③方以竹叶石膏汤加荷叶、桑叶、芦根、青蒿清暑热之气，益气清热解暑。

随访：服药后汗出稍减少。

病案4

● 范××，男，47岁。2022年8月25日初诊。

因"汗多1年"来诊。现多汗，动则加剧，痰多，胸闷，口唇干，大便难。舌淡红、有裂纹，脉沉弦。

中医诊断：自汗（气阴两伤证）。

中医治法：益气养阴，兼清虚热。

处方：

| 淡竹叶10g | 麦冬15g | 党参30g | 姜半夏10g |

百合30g	黄连10g	北柴胡15g	生石膏30g（先煎）
瓜蒌皮15g	浮小麦30g	黄芩15g	炙甘草5g

共7剂，每日1剂，水煎服。

诊治思维：①因"汗多1年"来诊，中医诊断为自汗。②患者思虑过度，耗伤气阴，表虚不固，营卫不和，发为自汗。动则耗气，气不摄津，故汗出更甚；阴津不足，肠失濡润，故见大便难。舌淡红、有裂纹，脉沉弦，为气阴两伤之候。③治法：益气养阴，兼清虚热。④方以竹叶石膏汤加减，党参健脾益气，麦冬、百合养阴生津，淡竹叶、瓜蒌皮、黄连、黄芩、生石膏清热，北柴胡透热，浮小麦敛津止汗，姜半夏温中化痰，降逆止呕，炙甘草调和诸药。

随访：服药后汗出稍减少。

（五）虚劳

病案1

● 张××，女，37岁。2022年1月27日初诊。

因"反复解烂便3年"来诊。现胃脘部不适，嗳气，大便次数多，质烂，喜热饮，纳可，睡眠差，腰酸膝软，心悸，舌淡红、少苔，脉沉细。

中医诊断：虚劳（脾肾阳虚证）。

中医治法：健脾固肾温阳。

处方：

苍术10g	厚朴10g	陈皮10g	北柴胡10g
黄芩15g	党参30g	防风10g	麸炒白术15g
白芍15g	桂枝10g	茯苓15g	山药30g
荆芥穗10g	紫苏梗10g	盐巴戟天30g	炙甘草5g

共7剂，每日1剂，水煎服。

诊治思维：①因大便溏3年来诊，伴胃脘不适、呃气，病位在脾。

②伴腰酸膝软、怕冷，病在肾阳虚。③脾肾阳虚可用附桂理中汤加味。④本次用方为理肠汤化裁。方中取平胃散（苍术、厚朴、陈皮、炙甘草）燥湿健脾，四君子（党参、麸炒白术、茯苓、炙甘草）健脾益气，小北柴胡（北柴胡、黄芩、党参）和解少阳，桂枝汤（桂枝、白芍、炙甘草）调和营卫，苓桂术甘汤（麸炒白术、桂枝、茯苓、炙甘草）温中化饮，山药、盐巴戟天补肾健脾，防风祛风解表、胜湿止痛，荆芥穗、紫苏梗和胃降逆。以多个经方合方应用，对于治疗胃肠慢性疾病均有良效，以调理脏腑，扶正为主。

随访：服药后诸症减轻。

病案2

● 骆××，男，58岁。2022年1月27日初诊。

排尿无力、小便余沥1年来诊，困倦乏力，夜寐欠佳，大便调，余无不适。舌淡红、有齿印，脉弦。

中医诊断：虚劳（脾肾两虚证）。

中医治法：补脾固肾。

处方：

炒酸枣仁30g	金樱子30g	盐菟丝子30g	黄芪30g
白术20g	苦杏仁10g	煅牡蛎30g	沉香5g
桃仁10g	益智仁30g	百合30g	炙甘草5g

共7剂，每日1剂，水煎服。

诊治思维：①患者有前列腺炎病史。②因排尿无力、小便余沥1年来诊，病位在肾，脾肾两虚，属虚劳病。③治应健脾（黄芪、白术），固肾缩泉（金樱子、盐菟丝子、益智仁），软坚散结（煅牡蛎），安神（炒酸枣仁、百合），宣肺理气化瘀（苦杏仁、沉香、桃仁）。④前列腺炎也是常见的慢性病，急性发作期应以清热利湿解毒为主，慢性期多从肝脾肾调治，盖肝主疏泄、肾主藏精而主水利尿也。

● 2022年2月24日二诊。

服药后睡眠好转，排尿较前顺畅，困倦乏力，耳鸣，口干，饮水一般，大便调，余无不适。舌淡红、有齿印，脉弦。

中医诊断：虚劳（脾肾两虚证）。

中医治法：补脾固肾。

处方：

黄芪30g	麸炒白术20g	熟地黄20g	山萸萸20g
盐菟丝子30g	炒酸枣仁30g	丹参15g	蝉蜕5g
知母15g	红花5g	金樱子30g	炙甘草5g

共14剂，每日1剂，水煎服。

诊治思维：①复诊病例，经治疗，睡眠较前明显好转。②本次来诊以排尿无力、小便余沥不尽为主诉，病在肾，肾主小便。③方以熟地黄、山萸萸、盐菟丝子、金樱子养阴固肾缩泉，黄芪、麸炒白术补气健脾，丹参、蝉蜕、红花化瘀通窍治耳鸣，炒酸枣仁、知母安神清热且巩固治疗失眠的效果。

病案3

● 叶××，女，41岁。2022年3月10日初诊。

因"便秘口干1年余"来诊。现肠鸣，消瘦，近1个月体重减少5斤，疲倦乏力，精神欠佳，大便软烂、每日1次，畏寒，头晕不适，脱发。脉细弱，舌淡红、有齿印。

中医诊断：虚劳（脾肾阳虚证）。

中医治法：健脾益气，温阳固肾。

处方：

黄芪30g	麸炒白术20g	盐菟丝子30g	酒萸肉20g
炒酸枣仁30g	盐杜仲30g	桂枝15g	茯苓15g
制何首乌30g	炙甘草5g		

共7剂，每日1剂，水煎服。

诊治思维：①因"便秘口干1年余"来诊，本应诊为便秘，但伴见疲劳、乏力、头晕、脱发等，故从虚劳论之。②疲劳乏力，畏寒，舌淡红、有齿印，属脾肾阳虚证。③方以黄芪、麸炒白术健脾益气，盐菟丝子、酒萸肉、盐杜仲、桂枝、茯苓温肾散寒，制何首乌通便而兼治脱发，复以炒酸枣仁安神助眠。

随访：服药后，疲乏、畏寒减轻，大便质软，偶感头晕，脱发同前。

病案4

● 黎××，男，42岁。2022年3月24日初诊。

因"夜尿频1年"来诊。刻下症见：每晚夜尿2～3次，伴腰酸腰痛、劳累后明显，疲倦乏力，口干，夜寐欠佳、易醒，大便干。舌淡红、边有齿印，苔薄白少，裂纹舌，脉弦细。胸片示双肺小结节。既往有糖耐量异常、慢性胃炎、肾结石病史。

中医诊断：虚劳（阴阳两虚证）。

中医治法：滋阴温阳。

处方：

熟地黄20g	山药30g	酒萸肉20g	金樱子30g
茯苓15g	牡丹皮10g	桂枝10g	炒酸枣仁30g
盐菟丝子30g	盐杜仲10g	盐牛膝10g	浙贝母15g
姜半夏10g	炙甘草5g		

共14剂，每日1剂，水煎服。

诊治思维：因夜尿频来诊，病在肾。肾虚不固则腰酸乏力，尿频；肾阴不足则口干、大便干，故辨为虚劳类病，为阴阳两虚证，以六味地黄汤滋阴，桂枝、盐杜仲温阳固肾，金樱子、酸枣仁、盐菟丝子强化固肾缩泉安神之功，夜卧安宁，夜尿亦当好转。因肺部有小结节，以浙贝母、姜半夏化痰散结。

随访：服药后夜尿减少为每晚1~2次，疲乏、腰酸减轻，睡眠仍欠佳。

病案5

● 汤××，女，38岁。2022年5月26日初诊。

因"腹胀、乏力1年，加重1天"来诊。现自觉腹胀、疲劳、乏力、困倦，心悸，无头晕，无呕吐，口干，大便烂。舌淡、有裂纹、苔黄，脉弦细。有甲亢病史16年，慢性浅表性胃炎病史1年，服用赛治（甲巯咪唑片）治疗甲亢。2020年在广州某三甲医院行二尖瓣置换术。查体：面色苍白，甲状腺三度肿大。辅助检查：2020年11月18日，于广州某三甲医院检查术后人工机械瓣功能良好，中度二尖瓣反流，射血分数（EF）为65%；2022年3月26日行胃镜检查疑似：贲门炎、慢性非萎缩性胃炎。2022年4月13日，医院彩超示甲状腺肿大并多发结节，甲状腺左侧叶下部中等回声结节。甲功三项无异常。

中医诊断： 虚劳（心脾两虚证）。

中医治法： 益气养阴，补脾养心。

处方：

黄芪30g	麸炒白术20g	党参30g	姜半夏10g
姜厚朴10g	麦冬15g	五味子10g	北柴胡15g
黄芩15g	益母草30g	山药30g	炙甘草5g

共7剂，每日1剂，水煎服。

诊治思维： ①患者有甲亢病史、慢性胃炎病史，久病正气虚弱，所谓"邪之所凑，其气必虚"。②现诉腹胀、困倦乏力1年，便溏、舌淡乃脾虚之征，复见心悸，苔有裂纹，脉弦细，主心阴亏损，病属虚劳、心脾两虚之证。③方拟归脾汤合生脉散、小北柴胡汤三方化裁。重用黄芪、麸炒白术、党参健脾益气，党参、麦冬、五味子益气养阴，山药、姜半夏、姜厚朴、山药健脾消胀，黄芩、党参、北柴胡（取小北柴胡汤方义）和解少阳，佐以益母草调经活血。

随访：服药后诸症减轻。

病案6

● 伦××，女，69岁。2022年5月26日初诊。

因"发现蛋白尿10年"来诊，2021年11月在外院诊断为IgA肾病，服用缬沙坦等药物治疗，刻下症见：疲倦乏力，无恶心呕吐，无头晕头痛，无肢体麻木，无发热咳嗽，纳眠可，二便正常。舌淡红、苔薄白，脉弦缓。辅助检查：尿常规检查示尿蛋白（++++）。

中医诊断：虚劳（脾肾两虚证）。

中医治法：健脾补肾祛湿。

处方：

北柴胡15g	黄芩15g	党参30g	牡蛎30g（先煎）
丹参15g	益母草30g	鱼腥草30g	黄芪30g
海藻30g	百合30g	青蒿20g	熟地黄20g

共14剂，每日1剂，水煎服。

诊治思维：①发现蛋白尿10年，2021年11月确诊为IgA肾病。②尿蛋白（++++），为肾虚精微下注，属虚劳病。③舌淡红，脉弦缓，病位在脾。④肾功能减退，西医诊断为慢性肾脏病3期。⑤治以健脾补肾祛湿为法，自拟肾病Ⅲ号方化裁，以黄芪、党参、熟地黄为君药，健脾补肾；丹参、益母草、鱼腥草、海藻、牡蛎活血解毒，散结祛湿，为臣药，尤以海藻和牡蛎，源于《伤寒论》牡蛎泽泻散，长于散结利水，此开拓了海洋药物治疗肾病的先河，诚为可贵。北柴胡、黄芩、青蒿取小北柴胡汤方义，疏肝调和，为佐药；百合养心安神，可缓焦虑，并有降尿酸、降肌酐之效，为使药。

随访：服药后疲倦乏力减轻，暂未复查尿常规。

病案7

● 邓××，男，75岁。2022年6月9日初诊。

患者自觉疲倦乏力、纳差，平日气喘气促、活动后明显，无恶心欲呕，夜寐可，二便尚调。既往有慢性胃炎病史，糖尿病、慢性阻塞性肺病病史多年。抽烟数十年，平均每日半包。舌淡红、苔薄白、裂纹舌，脉沉弦。

中医诊断：虚劳（肺肾两虚证）。

中医治法：补益肺肾。

处方：

北柴胡15g	黄芩15g	党参30g	熟地黄20g
麦冬15g	酒萸肉20g	山药30g	苦杏仁15g
牡丹皮10g	姜厚朴10g	五味子10g	百合30g
海藻30g	制何首乌30g		

共7剂，每日1剂，水煎服。

诊治思维：①患者病情复杂，一体多病。②脾虚则见疲倦乏力、纳呆、肺气虚，则见气促气喘，肾不纳气为之喘促。③辨为虚劳，肺脾肾气虚证，当以扶正为主，方以生脉散补心肺，党参、山药健脾胃，熟地黄、酒萸肉补肾气，苦杏仁、姜厚朴宣肺降气平喘，加制何首乌通腑有助平喘，百合、海藻则有助于降尿酸，降肌酐，补肺解毒。

● 2022年7月7日二诊。

现疲倦乏力、纳差症状改善，气喘气促、活动后明显，嗳气，无恶心欲呕，夜寐可，大便正常，夜尿多。舌红、有裂纹舌，脉沉弦。辅助检查：肌酐2019年10月为139.0 μmol/L，2020年5月为226 μmol/L，2021年3月为160.9 μmol/L，2021年8月为158.9 μmol/L。

中医诊断：虚劳（气阴两虚证）。

中医治法：补益脾肾，益气养阴。

处方：

北柴胡15g　　　黄芩15g　　　党参30g　　　熟地黄20g

麦冬15g　　　山药30g　　　牡丹皮10g　　　五味子10g

酒萸肉20g　　　益母草30g　　　荷叶10g　　　百合30g

海藻30g　　　制何首乌30g

共7剂，每日1剂，水煎服。

诊治思维：①患者75岁，有糖尿病、慢性阻塞性肺病、慢性胃炎、慢性肾脏病、慢性肾衰竭，一体多病。②诉疲劳乏力，气促气喘，肺脾气虚也。③夜尿多，舌红、舌有裂纹，脉沉弦，肾阴虚也。④证属肺脾肾气阴两虚，三脏同病。⑤方以生脉散补肺养心，党参、山药健脾补气；熟地黄、酒萸肉补肾养阴；百合、海藻有助于降尿酸；荷叶、制何首乌升清通腑，有助于改善肾功能。三脏并调，标本同治。⑥随着患者年龄增大，老年病多表现为一体多病、一体多证，故老年复合病的防治研究是重要课题。

病案8

● 刘××，女，53岁。2022年6月23日初诊。

因"确诊肾病综合征5年"来诊。患者5年前确诊肾病综合征，长期服用泼尼松免疫抑制治疗，监测尿常规提示蛋白持续阴性，尿潜血（++），近日疲倦，口干、口苦，纳眠可，二便尚调。查体：颜面、肢体无水肿。舌边尖红，苔薄白，脉沉弦。

中医诊断：虚劳（肾阴虚证）。

中医治法：滋阴益肾，凉血止血。

处方：

熟地黄20g　　　山药30g　　　煅牡蛎5g（先煎）

酒萸肉20g　　　白茅根30g　　　侧柏叶30g　　　荷叶10g

益母草30g　　　炙甘草5g

共7剂，每日1剂，水煎服。

诊治思维：①有肾病综合征病史，已用泼尼松规范治疗，现仍口服泼尼松15mg，每日1次，尿蛋白阴性（－），但尿潜血（＋＋）。②诉口干、口苦，舌边尖红，脉沉弦。③证属肾阴虚证，治宜滋阴固肾，凉血止血。④方以熟地黄、山药、酒萸肉滋阴固肾为主，白茅根、侧柏叶、荷叶清热凉血止血，煅牡蛎固涩，益母草活血而入肾经。

● 2022年7月21日二诊。

近日疲倦，双下肢轻度浮肿，口干、口苦，纳眠可，二便尚调。查体：双下肢轻微凹陷性水肿。舌边尖红，苔薄白，脉弦缓。

中医诊断：虚劳（气阴两虚证）。

中医治法：益气养阴，清热固肾。

处方：

熟地黄20g	山药30g	煅牡蛎30g（先煎）	
酒萸肉20g	白茅根30g	侧柏叶30g	荷叶10g
益母草30g	青蒿20g	牡丹皮10g	炙甘草5g

共7剂，每日1剂，水煎服。

诊治思维：①有肾病综合征病史，曾用泼尼松、环磷酰胺等规范治疗。②现疲倦乏力、双下肢浮肿，脾气虚清阳不升，运化无力。③口干、口苦，舌边尖红，尿中有红细胞，尿潜血（＋＋），为肾阴虚内热之证。④治宜益气养阴，清热固肾。熟地黄、山药、酒萸肉滋肾阴，白茅根、侧柏叶、青蒿、牡丹皮清热凉血，加荷叶升清，益母草活血利水。⑤根据患者的病情，如气虚明显，后期可酌加党参、白术以加强健脾。

● 2022年8月25日三诊。

服药后疲倦缓解，双下肢轻度浮肿，口干、口苦，纳眠可，二便尚调。体格检查：双下肢轻微凹陷性水肿。舌边尖红、苔薄黄，脉沉弦。
辅助检查：8月25日尿常规示尿潜血（＋），尿蛋白（－），红细胞总数
31.0/μL，细菌14.1/μL。

中医诊断：虚劳（肾阴虚证）。

中医治法：滋阴益肾，凉血止血。

处方：

熟地黄20g	山药30g	青蒿20g	煅牡蛎30g（先煎）
酒萸肉20g	白茅根30g	益母草30g	侧柏叶30g
荷叶10g	苦杏仁10g	葶苈子15g	炙甘草5g

共14剂，每日1剂，水煎服。

诊治思维：①患者复诊，因确诊肾病综合征5年来诊，长期服用激素治疗，尿潜血（++），疲倦，诊断虚劳，兼有口干、口苦，证属肾阴虚证。②舌边尖红、苔薄黄，可见阴虚有热，故尿潜血。③肾主水，与膀胱相表里，故尿血从肾论治者多，且多兼有湿热下注。④治应滋阴益肾，凉血止血。⑤味之三补入肾，青蒿、白茅根、侧柏叶、荷叶清热祛湿，凉血止血，煅牡蛎、益母草活血散结利水，苦杏仁、葶苈子宣肺利水消肿。

● **2022年10月6日四诊。**

患者5年前确诊为肾病综合征，长期服用泼尼松免疫抑制剂治疗，监测尿常规提示蛋白持续阴性（－），尿潜血（++）。目前口服泼尼松10mg，每日1次，疲倦、口苦缓解，双下肢轻度浮肿，口干，纳眠可，二便调。舌边尖红，苔薄黄，脉沉弦。

中医诊断：虚劳（肾阴虚证）。

中医治法：滋阴益肾，凉血止血。

处方：

荷叶100g	山药30g	青蒿20g	煅牡蛎30g（先煎）

酒萸肉20g	白茅根30g	益母草30g	侧柏叶30g
熟地黄20g	苦杏仁10g	葶苈子15g	墨旱莲30g
炙甘草5g			

共7剂，每日1剂，水煎服。

诊治思维：①患者5年前确诊肾病综合征，迁延不愈，病属虚劳类病。②患者确诊肾病综合征日久，长期服用泼尼松温热药物，耗伤肾阴，肾气不固，水谷精微外泄，造成血尿、蛋白尿等小便异常。脏腑虚衰为本病的根本，因虚致实，又可导致湿、热、瘀之邪内生，而实邪又可致使正虚，如此便形成恶性循环，导致病情反复，缠绵难愈。③治应滋阴益肾，凉血止血。④以熟地黄、酒萸肉滋阴益肾，补先天之本，固摄填精；山药补后天之本，健脾益气利水；青蒿、墨旱莲、白茅根、侧柏叶凉血止血；煅牡蛎收敛固涩；荷叶、葶苈子祛浊利水；益母草活血调经；苦杏仁镇咳平喘、润肠通便；炙甘草调和诸药。诸药合用，共奏滋阴益肾、凉血止血之效。

病案9

● 刘××，女，62岁。2022年8月11日初诊。

因"双下肢抽搐半年余"来诊。现患者双下肢反复抽搐，畏寒，睡眠差，大便干，夜尿多，舌淡红，脉沉细。既往有心脏射频消融手术和腰椎间盘突出症病史。

中医诊断：虚劳（肾阳虚证）。

中医治法：温阳补肾。

处方：

熟地黄20g	山药30g	酒萸肉20g	炒酸枣仁30g
金樱子30g	桂枝10g	制何首乌30g	白芍15g
黄芪30g	炙甘草5g		

共7剂，每日1剂，水煎服。

诊治思维：①老年女性，有腰椎间盘突出症病史。②因双下肢麻木抽搐来诊，夜寐不安，夜尿多，大便干，畏寒，舌淡，脉沉细，为肾阳虚，属虚劳病。③治应六味之三补补肾，桂枝、白芍、黄芪温阳益气通脉，炒酸枣仁、金樱子安神固肾，缩小便；制何首乌通便。盖老人以虚为主，以补为通，通气血、通六腑尤为重要。

● 2022年8月25日二诊。

前次治疗后双下肢抽搐较前好转，右下肢仍有抽搐发作，仍腰痛，畏寒，纳可，睡眠差，夜尿频，大便调。舌淡红、苔薄少，脉弦细。

中医诊断：虚劳（阴阳两虚证）。

中医治法：滋阴温阳，柔肝止痉。

处方：

熟地黄20g	山药30g	酒萸肉20g	炒酸枣仁30g
金樱子30g	桂枝10g	白芍15g	黄芪30g
盐杜仲30g	鹿角霜10g	浙贝母20g	炙甘草5g

共14剂，每日1剂，水煎服。

诊治思维：①反复双下肢抽搐，为肝风内动，腰痛、尿频为肾虚之候，苔少，脉弦细，为阴虚之征，故辨为肝肾阴虚，水不涵木所致肝风内动。②腰痛、畏寒、尿频、舌淡红，主肾阳不足。③患者肝肾阴阳亏虚，故诊断为虚劳（阴阳两虚）。④暂不更方，仍守前方之义。以熟地黄、山药、酒萸肉滋养肝肾之阴，金樱子、桂枝、盐杜仲、鹿角霜温阳补肾，配合黄芪补气，白芍柔肝止痉。炒酸枣仁养心安神，与金樱子固肾缩尿相伍，更有助于睡眠。佐以浙贝母散结，炙甘草调和诸药。

● 2022年9月8日三诊。

经治疗，症状好转，偶发右下肢抽搐，腰痛减轻，仍觉畏寒，纳可，夜寐较前改善，夜尿频，大便调。舌淡暗、苔薄少、有少许裂纹，脉弦细。

中医诊断：虚劳（阴阳两虚证）。

中医治法：温阳补肾，滋阴柔筋。

处方：

熟地黄20g	山药30g	酒萸肉20g	炒酸枣仁30g
桂枝10g	白芍15g	金樱子30g	盐杜仲30g
黄芪30g	盐牛膝15g	鹿角霜10g	威灵仙20g
丹参15g	炙甘草5g		

共14剂，每日1剂，水煎服。

诊治思维：①复诊患者，反复双下肢抽搐，既往有腰椎间盘突出症、心脏射频消融术病史，诊断为虚劳类病。②久病及肾，肾为腰之府，肾虚不足，则腰腿酸痛，阴液不足，不得濡养，则拘急抽搐；肾阳不足，温煦无力，则见畏寒、夜尿频；阳虚及阴，阴阳不和，则眠差。舌淡暗、苔薄少、脉弦细，是阴阳两虚之证。③阴阳两虚之证，治应温阳补肾，滋阴柔筋。④方以右归丸为主加减。桂枝、鹿角霜温补肾阳，填精补髓；熟地黄、山药、酒萸肉滋阴益肾，养肝补脾，佐以盐杜仲补益肝肾，强筋壮骨；黄芪益气，丹参活血，两者可行气活血化瘀，配合桂枝，温阳通脉；金樱子补肾固精缩尿，炒酸枣仁安神助眠，盐牛膝引药下行，白芍养血调经、柔肝止痛，威灵仙可走下焦，舒筋通络；炙甘草调和诸药。

● **2022年9月22日四诊。**

经治疗后患者症状好转，右下肢抽搐、腰痛均较前减轻，畏寒，进食寒凉食物不适加重，纳可，夜寐改善，夜尿频，大便调。舌淡暗，苔薄少、有少许裂纹，脉弦细，尺脉沉。

中医诊断：虚劳（阴阳两虚证）。

中医治法：滋阴温阳。

处方：

熟地黄20g	山药30g	酒萸肉20g	炒酸枣仁30g
金樱子30g	桂枝10g	白芍15g	黄芪30g
盐杜仲30g	鹿角霜10g	威灵仙20g	丹参15g
盐牛膝15g	炙甘草5g		

共14剂，每日1剂，水煎服。

诊治思维： ①患者双下肢麻木抽搐复诊，病程久，加之夜尿频，畏寒，进食寒凉食物不适加重，属虚劳病。②舌淡暗、苔薄少、有少许裂纹，脉弦细，尺脉沉，属阴阳两虚证。③患者经治疗后症状好转，右下肢抽搐、腰痛均较前减轻，治疗应继续以六味之三补肾；桂枝、白芍、黄芪温阳益气通脉；炒酸枣仁、金樱子安神固肾，缩小便；盐杜仲、鹿角霜、威灵仙、盐牛膝有强筋骨、壮腰肾之效。

● 2022年10月20日五诊。

经治疗后患者症状好转，右下肢抽搐、腰痛均较前减轻，畏寒，迎风头痛，进食寒凉食物不适加重，纳眠可，夜尿频，大便调。舌淡红，有齿印、裂纹，苔薄少，脉弦细。

中医诊断： 虚劳（阴阳两虚证）。

中医治法： 滋阴温阳。

处方：

熟地黄20g	山药30g	酒萸肉20g	炒酸枣仁30g
金樱子30g	桂枝10g	白芍15g	黄芪30g
盐杜仲30g	鹿角霜10g	威灵仙20g	丹参15g
盐牛膝15g	天麻10g	炙甘草5g	

共14剂，每日1剂，水煎服。

诊治思维： 复诊患者，治疗有效，则效不更方。继续以右归丸加减滋阴温阳。

桂枝、鹿角霜温补肾阳,填精补髓;熟地黄、山药、酒萸肉滋阴益肾,养肝补脾;佐以盐杜仲补益肝肾,强筋壮骨;黄芪益气,丹参活血,两者可行气活血化瘀,配合桂枝,温阳通脉;金樱子补肾固精缩尿,炒酸枣仁安神助眠,盐牛膝引药下行,威灵仙可走下焦,舒筋通络。患者有迎风头痛之症,加天麻以祛风通络止痛。

病案10

● 黄××,女,66岁。2022年8月11日初诊。

因"确诊淋巴瘤11年,复发3次"来诊。患者2010年发现恶性淋巴瘤,在广州某三甲医院行小肠手术,行13次化疗,2013年复发周身痛,2018年复发化疗,2020年5月复发,行化疗后完全缓解(CR),2022年8月正电子发射断层-X线计算机断层组合系统(PET-CT)显示再次复发,打利妥昔单抗注射液(美罗华)。现症见:腰部酸痛,夜尿频多,每晚6次,大便干,服大黄后好转,睡眠差,畏寒。有高血压病、室性早搏、肝功能不全病史。舌淡红、有裂纹,脉沉。

中医诊断: 虚劳(阴阳两虚证)。

中医治法: 滋阴壮阳,养心安神。

处方:

| 熟地黄20g | 山药20g | 酒萸肉20g | 制何首乌30g |
| 炒酸枣仁30g | 金樱子30g | 侧柏叶20g | 炙甘草5g |

共7剂,每日1剂,水煎服。

诊治思维: ①确诊淋巴瘤11年,复发3次。②兼有高血压病、肝功能不全、室性早搏病史。③现以腰痛、夜尿频、卧不安、大便干、怕冷为主要症状,舌淡红、有裂纹,脉沉,为虚劳病,阴阳两虚证。④治以熟地黄、山药、酒萸肉固肾,炒酸枣仁、金樱子安神固肾缩尿,制何首乌润肠通便,侧柏叶散结消肿。

● 2022年8月25日二诊。

因"确诊淋巴瘤11年，复发3次"来诊。现症见：腰部酸痛，夜尿频多，半小时一解，每次量少，色黄，泡沫多，大便干结，畏寒。舌淡胖、有齿痕、有裂纹、苔白腻，脉弦细。辅助检查：8月22日，24h尿蛋白定量为297mg。

中医诊断：虚劳（阴阳两虚证）。

中医治法：滋阴壮阳，分清泄浊。

处方：

熟地黄20g	山药20g	酒萸肉20g	制何首乌30g
炒酸枣仁30g	金樱子30g	侧柏叶20g	茵陈30g
粉萆薢30g	石菖蒲20g	炙甘草5g	

共5剂，每日1剂，水煎服。

诊治思维：①患者恶性肿瘤复诊，诊断为虚劳。②腰部酸痛，夜尿频多，畏寒、舌淡胖、有齿痕，为肾阳虚表现，小便泡沫多、颜色黄、大便干结、舌有裂纹、脉弦细，为肾阴虚表现。综上为阴阳两虚证。③治应滋阴壮阳，分清泄浊。④味之三补入肾，侧柏叶、粉萆薢、茵陈清热凉血，分清泌浊，炒酸枣仁、金樱子、石菖蒲滋肾安神，制何首乌益肾通便。

病案11

● 陈××，女，45岁。2022年8月25日初诊。

因"困倦乏力5年"来诊。长期饮酒，每天3两以上，5年前开始出现困倦乏力。现困倦，小便黄，余无不适。舌淡胖、有齿印，苔白腻，脉沉弦。

中医诊断：虚劳（脾虚湿困证）。

中医治法：健脾祛湿。

处方：

党参30g	蒸陈皮10g	茯苓20g	麸炒白术15g
姜半夏10g	泽泻15g	薏苡仁30g	茵陈30g
炙甘草5g			

共7剂，每日1剂，水煎服。

诊治思维：①因"困倦乏力5年"来诊，属虚劳病。②缘于患者从事卖酒行业，长期饮酒，损伤脾胃，湿热内蕴，久久发为本病，困倦为脾虚湿困之证，小便黄为湿热下注之候，舌淡胖、有齿印，苔白腻，脉沉弦，均为脾虚湿蕴之象。③治应健脾祛湿。④方以陈夏六君子汤加减，党参补脾益气，麸炒白术燥湿健脾，茯苓、泽泻、薏苡仁淡渗利湿，蒸陈皮、姜半夏燥湿，茵陈清热利湿，炙甘草补中益气又调和诸药。

随访：服药后困倦减轻，再次饮酒后加重。

病案12

● 赖××，男，53岁。2022年8月25日初诊。

因"反复蛋白尿11年余"来诊。饮水后即有尿意，脱发，咽喉不适，鼻塞流涕，大便调。舌淡暗、有齿印，脉沉弦。辅助检查：7月28日，于广州某医院查尿常规：尿蛋白（＋）。B超示双肾无异常。8月12日，复查尿常规未见异常。

中医诊断：虚劳（脾肾亏虚证）。

中医治法：补脾益肾。

处方：

北柴胡15g	黄芩15g	党参30g	熟地黄20g
麦冬15g	山药30g	牡丹皮10g	五味子10g
酒萸肉20g	益母草30g	金樱子30g	侧柏叶15g
炙甘草5g			

共14剂，每日2剂，水煎服。

诊治思维： ①有反复蛋白尿病史11年余，诊断为虚劳病。②尿频、脱发、舌淡暗、脉沉弦，为肾虚、膀胱气化不利证候。舌有齿印，为脾虚之候。③治应补脾益肾。④拟小生六汤加减。以党参补益脾气，麦冬养阴，五味子敛阴，合生脉散之意；熟地黄滋阴益肾，山药平补三焦，酒萸肉补益肝肾，乃六味地黄丸"三补"之意；北柴胡疏肝解郁，佐以黄芩、牡丹皮清内热，合小北柴胡汤之意。金樱子固肾缩尿，侧柏叶生发乌发，益母草活血利尿，炙甘草益气健脾又调和诸药。

病案13 ✑

● 刘××，男，38岁。2022年9月22日初诊。

因"腰酸、腿软2个月"来诊。患者2个月前开始出现腰酸，腿软，乏力，偶有早泄，口干口苦，大便时溏时硬，小便偏黄，睡眠可。舌尖红、苔薄黄，脉弦细。

中医诊断： 虚劳（肾阴虚火旺证）。

中医治法： 滋阴补肾，清泄相火。

处方：

熟地黄20g	山药30g	黄芩15g	煅牡蛎30g（先煎）
盐关黄柏10g	北柴胡15g	酒萸肉20g	金樱子30g
知母10g	炙甘草5g		

诊治思维： ①患者腰酸，腿软，乏力，偶有早泄，属虚劳病。②口干口苦，大便时溏时硬，小便偏黄，舌尖红、苔薄黄，脉弦细，证属肾阴虚火旺证。③治以知柏地黄汤加减滋阴补肾，清泄相火，加北柴胡、黄芩、煅牡蛎平肝潜阳，金樱子强腰肾。

● 2022年10月20日二诊。

病史同前。服药后腰酸、腿软、乏力、口干、口苦均较前有明显减轻，阴囊有潮湿感，性交射精快，大便不爽，小便稍黄，睡眠可，舌边红、有齿印，苔白腻，脉弦。

中医诊断：虚劳（肾阴虚火旺证）。

中医治法：滋阴补肾，清泄相火。

处方：

北柴胡15g	黄芩15g	党参30g	熟地黄20g
麦冬15g	山药30g	牡丹皮10g	五味子10g
酒萸肉20g	薏苡仁30g	盐菟丝子30g	金樱子30g
知母15g	炙甘草5g		

共7剂，每日1剂，水煎服。

诊治思维：患者服药后腰酸、腿软、乏力、口干、口苦均较前有明显减轻，舌边红，小便稍黄，属阴虚火旺证，以小生六汤加减，加盐菟丝子、金樱子补肾固精；阴囊有潮湿感，舌边红，苔白腻，为湿热之象，加知母、薏苡仁清热健脾祛湿。

病案14

● 邓××，女，67岁。2022年9月8日初诊。

血压不平稳，现多汗，夜寐不安，尿频，腰酸膝软，大便尚调。舌淡红、边有齿印，苔薄少、有裂纹，脉弦细。

中医诊断：虚劳（心肾阴虚证）。

中医治法：养心固肾，益气滋阴。

处方：

党参30g	麦冬15g	五味子10g	熟地黄15g
酒萸肉20g	盐杜仲30g	山药30g	金樱子30g
炒酸枣仁30g	炙甘草5g		

共7剂，每日1剂，水煎服。

诊治思维：①患者有高血压病史，伴多汗，夜寐不安，尿频，腰酸膝软，诊为虚劳。②舌淡红、边有齿印，苔薄少、有裂纹，脉弦细，为心肾阴虚证之候。③治应养心固肾，益气滋阴。④方用党参、麦冬、五味子益气养阴，补气敛汗；熟地黄、酒萸肉、山药乃六味地黄丸"三补"以滋补肾阴；佐以盐杜仲、金樱子补肾壮阳，强腰膝，固精缩尿；炒酸枣仁养心安神。炒酸枣仁合金樱子安神固肾缩尿，夜寐自安，有利于血压控制平稳。

病案15 ♂

● 陈××，女，46岁。2022年10月20日初诊。

因"眼睛干涩5年余"来诊。患者5年前开始出现眼睛干涩，口干，潮热，酸软乏力，年初至今月经已停，夜尿每晚1次，夜寐不安，近日稍咳嗽、咯黄痰，无恶寒发热，二便调。舌淡红、有齿印，苔薄白，脉弦细。

中医诊断：虚劳（肝肾阴虚证）。
中医治法：滋阴生津，荣补肝肾。

处方：

熟地黄20g	山药30g	酒萸肉20g	桑叶15g
枸杞子30g	菊花15g	地骨皮30g	炒酸枣仁30g
益母草30g	苦杏仁10g	姜厚朴10g	炙甘草5g

共7剂，每日1剂，水煎服。

诊治思维：①患者处围绝经期，《黄帝内经》云："女子……七七，任脉虚，太冲脉衰少，天癸竭，地道不通……"此期妇女多有肝肾不足、阴虚津亏之证。②眼干目涩、脉弦细为肝阴不足，因肝开窍于目故也；口干、潮热、夜寐不安为阴虚之症，腰酸无力、舌淡、齿印为脾肾不足之候，故诊断为虚劳，证属肝肾阴虚。③中医治以滋阴生津、荣补肝肾为法。④方中熟地黄、山药、酒萸肉滋阴补肾，为六味地黄丸之"三补"，擅滋肾阴。桑叶、菊花清肝明目，多用于肝热目赤肿痛或肝肾亏虚视物昏花，枸杞子养肝明目，地骨皮滋阴退虚热，炒酸枣仁养心安神，苦杏仁、姜厚朴宣降肺气，肺气宣降正常则咳嗽自消。考虑到患者绝经时日不久，以益母草佐之，再加炙甘草调和诸药。

随访：服药后诸症减轻。

病案16

● 朱××，女，54岁。2023年2月23日初诊。

因"发现肺结节3年余"来诊。3年前体检发现肺结节，平素疲倦乏力，近期活动后气短，夜寐欠佳，小便尚调，平素便溏。舌淡红、苔薄少、裂纹舌，脉沉缓。2022年11月，因甲状腺癌行消融术。有高血压病史，近期服用氨氯地平控制血压。有肾囊肿、肠易激综合征病史。

中医诊断：虚劳（气阴两虚证）。

中医治法：益气养阴，解郁散结。

处方：

北柴胡15g	黄芩15g	党参30g	熟地黄20g
麦冬15g	山药30g	牡丹皮10g	五味子10g
酒萸肉20g	百合30g	浙贝母20g	麸炒白术20g
浮小麦30g	酸枣仁30g	炙甘草5g	

共7剂，每日1剂，水煎服。

诊治思维：①因"发现肺结节3年余"来诊，病程长，属虚劳。②疲倦乏力，近期活动后气短，夜寐欠佳，平素便溏，舌淡红、苔薄少，脉沉缓，以上为气虚表现。舌有裂纹，为阴虚表现。综上为气阴两虚证。③方以党参、麸炒白术健脾，熟地黄、山药、五味子、酒萸肉补肾，北柴胡、黄芩、麦冬、牡丹皮、浙贝母益气养阴，解郁散结。④夜寐欠佳，予百合、浮小麦、酸枣仁除烦安神。

随访：服药后疲乏气短减轻，睡眠改善，大便偏烂。

● 姚××，男，51岁。2023年3月9日初诊。

因"餐后胃脘胀2年"来诊。2年前出现餐后胃脘部胀满，间有呃逆，容易疲劳，怕冷，手脚冰冷，记忆力差，睡眠差，夜卧多梦，大便溏，小便量少，痔疮时有出血。舌淡胖、苔白，脉沉细。既往有慢性肾脏病2期、高血压1级、高尿酸血症病史。

中医诊断： 虚劳（脾肾阳虚证）。

中医治法： 温补脾肾。

处方：

海藻30g	黄芪30g	当归10g	煅牡蛎30g（先煎）
熟地黄20g	丹参20g	槐花15g	葶苈子15g
北柴胡15g	黄芩15g	党参20g	泽泻10g
荆芥穗10g	桂枝10g	蒸陈皮10g	法半夏10g

共7剂，每日1剂，水煎服。

诊治思维： ①有慢性肾脏病3年，病程久，同时有高血压病、高尿酸血症、胃脘不适等，一体多病，辨病为虚劳。②容易疲劳，怕冷，手脚冰冷，记忆力差，睡眠差，夜卧多梦，大便溏，小便量少，舌淡胖、苔白，脉沉细，为脾肾阳虚之征。③中药可以调理自身状态，以补益脾肾为主。④以自拟肾病Ⅲ号方加减化裁，黄芪、当归益气补血，丹参、熟地黄活血补肾，同为君药；海藻、煅牡蛎、葶苈子活血解毒，散结祛湿，为臣药，尤以海藻和煅牡蛎，源于《伤寒论》牡蛎泽泻散，长于散结利水；北柴胡、黄芩取小北柴胡汤方义，疏肝调和，同时予党参、桂枝、蒸陈皮、法半夏温阳健脾理气，同为佐药；加用槐花、荆芥穗针对痔疮，凉血止血，为使药。

● 2023年4月6日二诊。

患者2021年3月开始反复出现疲倦乏力，查血肌酐为107μmol/L。定期到医院门诊就诊。现乏力，少气，怕冷，间有反酸，右肩、肘隐痛，记忆力改善，发梦减少，大便溏，小便调。查体：慢病面容，阴囊结节。舌淡胖、有齿印，苔薄白，脉弦细。

中医诊断：虚劳（脾胃阳虚证）。

中医治法：温补脾胃。

处方：

海藻30g	黄芪30g	当归5g	丹参20g
苦杏仁10g	葶苈子15g	北柴胡15g	黄芩15g
党参30g	泽泻10g	麸炒白术20g	桂枝10g
蒸陈皮10g	法半夏10g	鱼腥草30g	桃仁10g

煅牡蛎30g（先煎）

共14剂，每日1剂，水煎服。

诊治思维：①患者主因"餐后胃脘胀2年"来诊，呈慢性病面容，诊断为虚劳。②乏力、少气、怕冷为脾胃阳虚之象，反酸为胃气上逆之象，发梦为胃不和则卧不安之象，大便溏、舌淡胖、有齿印为脾虚湿蕴之象，右肩、肘隐痛为瘀血阻络之象，阴囊结节为痰瘀互结之象，脉弦细为久病不愈、肝气不舒之象。③治以温补脾胃为法。④方以罗氏肾病Ⅲ号方加减，方中黄芪、党参补中益气，麸炒白术燥湿健脾，桂枝助阳化气，当归补血活血，海藻、煅牡蛎散结利水，丹参、桃仁活血祛瘀，苦杏仁、葶苈子宣肺泄浊，北柴胡、黄芩疏肝解郁又调畅气机，泽泻利水入肾，蒸陈皮、法半夏降逆和胃，鱼腥草清热解毒。

● 2023年4月20日三诊。

现稍觉头胀头晕，乏力，少气，怕冷，间有反酸，右肩、肘隐痛，记忆力改善，夜寐尚可，大便溏，小便调。查体：慢病面容，阴囊结节。舌淡红、有齿印、苔薄白，脉弦细。辅助检查：2023年4月19日复查肾功能7项，肌酐80.2 μmol/L，尿素氮7.92 mmol/L，二氧化碳结合力19.3 mmol/L。

中医诊断：虚劳（脾胃阳虚证）。

中医治法： 温补脾胃，祛瘀降浊。

处方：

海藻30g	黄芪30g	当归5g	煅牡蛎30g（先煎）
苦杏仁10g	丹参20g	葶苈子15g	北柴胡15g
黄芩15g	党参30g	泽泻10g	麸炒白术20g
荆芥穗10g	蒸陈皮10g	法半夏10g	鱼腥草30g
桃仁10g	桑叶15g		

共14剂，每日2剂，水煎服。

诊治思维： ①患者主因"餐后胃脘胀2年"来诊，呈慢性病面容，诊断为虚劳。②乏力、少气、怕冷为脾胃阳虚之象，反酸为胃气上逆之象，大便溏、舌有齿印为脾虚湿蕴之象，头胀头晕、脉弦细为肝阳上亢之象，右肩、肘隐痛为瘀血阻络之象，阴囊结节为瘀毒互结之象。③治以温补脾胃、祛瘀降浊为法。④方以罗氏肾病Ⅲ号方加减，方中黄芪、党参补中益气，当归补血活血，海藻、煅牡蛎散结利水，丹参、桃仁活血祛瘀，苦杏仁、葶苈子、荆芥穗宣肺泄浊，北柴胡、黄芩和解少阳，调畅气机，泽泻利水入肾，麸炒白术燥湿健脾，蒸陈皮、法半夏降逆和胃，鱼腥草清热解毒，桑叶平抑肝阳。

● **2023年5月11日四诊。**

服药后，神疲乏力好转，稍觉头胀头晕，少气，怕冷，间有反酸，右肩、肘隐痛，记忆力改善，夜寐尚可，大便溏，小便调。舌淡红、有齿印、苔薄白，脉沉细。

中医诊断： 虚劳（脾胃阳虚证）。

中医治法： 温补脾胃。

处方：

海藻30g	黄芪30g	当归5g	丹参20g
苦杏仁10g	葶苈子15g	北柴胡15g	黄芩15g

党参30g	泽泻10g	麸炒白术20g	荆芥穗10g
蒸陈皮10g	法半夏10g	野菊花15g	桃仁10g
桑叶15g	煅牡蛎30g（先煎）		

共7剂，每日1剂，水煎服。

诊治思维：①服药后，患者症状有好转，辨证治法同前。②患者阴囊结节，前方易鱼腥草为野菊花以清热解毒。③患者为中老年男性，有慢性肾脏病、高血压、痛风，当进行慢性病管理，低盐、低脂、低嘌呤、优质蛋白饮食，起居有常，心情愉快，每3个月复查血常规、肾功能、电解质。

● **2023年6月8日五诊。**

病史同前，现稍觉乏力疲倦，口干，大便稍成形，小便每天约1000mL，睡眠欠佳，梦多，腰酸不适。舌淡红、苔少，脉沉弦。

中医诊断：虚劳（脾肾气阴两虚证）。

中医治法：补益脾肾，益气养阴。

处方：

炒酸枣仁30g	百合30g	知母10g	浮小麦30g
党参30g	麦冬15g	五味子10g	丹参15g
麸炒白术20g	枸杞子20g	菊花15g	红花5g
炙甘草5g			

共7剂，每日1剂，水煎服。

诊治思维：①中老年男性，餐后胃脘胀2年，属虚劳病。②主要症状为疲倦乏力，口干，大便稍成形，睡眠欠佳，梦多，腰酸不适，舌淡红、苔少，脉沉弦，辨证为脾肾气阴两虚证。③治以补脾益肾、益气养阴。④方以罗氏安神方加减，党参、麸炒白术补脾益气，枸杞子滋补肝肾，浮小麦益气养阴，炒酸枣仁、丹参养血安神，百合、知母、麦冬、五味子滋阴生津，菊花、红花清热解毒、活血散结，炙甘草调和诸药。

● 2023年6月22日六诊。

服药后，病情好转，大便稍烂，多梦，睡眠一般，小便每日1300～1800mL。

中医诊断：虚劳（心脾两虚证）。

中医治法：补益心脾，清心安神。

处方：

炒酸枣仁30g	百合30g	知母10g	浮小麦30g
党参30g	麦冬15g	五味子10g	丹参15g
荷叶10g	枸杞子20g	菊花15g	红花5g
麸炒白术20g	炙甘草5g		

14剂，每日1剂，水煎服。

诊治思维：现患者病情稳定，睡眠一般、多梦，方选罗氏安神方加减补益心脾，清心安神。方中炒酸枣仁甘酸质润，养血补肝，宁心安神。百合甘寒质润，养阴润肺，清心安神；知母苦寒质润，滋阴润燥，除烦安神；浮小麦甘凉入心，益气除热，三者合用，清心热除心烦而安神。党参、麦冬、五味子乃生脉散，益气养阴。丹参、红花活血安神。枸杞子、菊花滋阴清肝。麸炒白术健脾燥湿，荷叶利水泄浊。炙甘草可补益心气又调和诸药。

病案18

● 滕××，男，40岁。2023年3月9日初诊。

因"发现泡沫尿5月余"来诊。5个多月前患者无明显诱因解泡沫尿，伴轻微腰痛，无尿频、尿急、尿痛等不适，胃纳及睡眠可，二便调。舌淡、边有齿印，苔白、有裂纹，脉沉细。既往有高尿酸血症、高脂血症、脂肪肝、乙肝小三阳病史，曾感染新冠病毒，已接种新冠疫苗3针。辅助检查：2023年2月4日，血常规：血红蛋白170 g/L。血脂：甘油三酯1.72 mmol/L，低密度脂蛋白3.42 mmol/L。2022年11月27日，尿沉渣+尿干化学常规：微量白蛋白150 mg/L，红细胞27.5 /mL，尿白细胞

（±），尿蛋白（+）。

中医诊断：虚劳（气阴两虚证）。

中医治法：补肾益气养阴。

处方：

北柴胡15g	黄芩15g	党参30g	熟地黄20g
丹参15g	益母草30g	鱼腥草30g	煅牡蛎30g（先煎）
山药30g	侧柏叶20g	炙甘草5g	

共7剂，每日1剂，水煎服。

诊治思维：①发现泡沫尿5月余，为肾虚精微下注，属虚劳病。②轻微腰痛，舌淡、边有齿印，苔白、有裂纹，脉沉细，属气阴两虚证。③治以补肾益气养阴为法，自拟肾病Ⅰ号方化裁，以党参、熟地黄、山药为君药，健脾补肾；丹参、益母草、鱼腥草、煅牡蛎活血解毒，散结祛湿，为臣药；北柴胡、黄芩取小北柴胡汤方义，疏肝调和，为佐药；侧柏叶凉血止血，为使药。

随访：服药后腰痛减轻，泡沫尿减少。

病案19

● 郑××，男，66岁。2023年3月9日初诊。

头晕、眼花，耳鸣，餐后胃脘不适，间有腰部酸痛，无肢体浮肿，无胸闷心悸，纳一般，睡眠差，二便尚调。舌红胖、有裂纹，苔薄黄，脉沉弦。辅助检查：2月20日尿白蛋白/尿肌酐49.39 mg/g；蛋白3项：球蛋白32.2 g/L，白球比1.4；肝功能8项：谷氨酰转移酶115 U/L；肾功能7项：尿酸450μmol/L。

中医诊断：虚劳（气阴两虚证）。

中医治法：益气养阴。

处方：

北柴胡15g	黄芩15g	党参30g	熟地黄20g

麦冬15g	山药30g	牡丹皮10g	五味子10g
酒萸肉20g	金樱子30g	酸枣仁20g	天麻10g
益母草30g	炙甘草5g		

共7剂，每日1剂，水煎服。

诊治思维：①患者年老体虚，诸多不适，中医诊为虚劳病。②舌体红胖、有裂纹、苔薄黄，脉沉弦，为气阴两虚之征。③治疗应益气养阴。④拟小生六汤加减，调理五脏，加金樱子固肾涩精缩尿，酸枣仁养心安神，天麻祛风止眩，益母草活血化瘀利水又消蛋白尿。

病案20

● 朱××，女，40岁。2023年3月23日初诊。

因"乏力少气1月余"来诊。现自觉乏力、少气，左下肢麻木，口干，畏寒，眠可，大便2～3日1次，小便调。舌淡红、苔薄白，脉沉缓。既往有血友病、结缔组织病待排病史。

中医诊断：虚劳（脾气虚证）。

中医治法：健脾益气，祛湿化浊。

处方：

北柴胡15g	黄芩15g	党参30g	熟地黄20g
麦冬15g	山药30g	牡丹皮10g	黄芪30g
酒萸肉20g	荷叶10g	炙甘草5g	

共7剂，每日1剂，水煎服。

诊治思维：①自觉乏力、少气，舌淡红、苔薄白，脉沉缓，辨证为脾气虚。口干兼有少许阴虚。②主方予小生六汤加减，益气养阴健脾，脾统血也，故用黄芪加强益气健脾固血，再佐以荷叶起凉血止血之效。

随访：服药后诸症减轻。

病案21

● 钟××，男，31岁。2023年4月20日初诊。

因"发现蛋白尿2年余"来诊。2021年患者体检发现蛋白尿，未予重视，2022年10月、2023年1月等多次复查蛋白尿，平素稍觉疲乏、怕冷，无腰痛，无颜面及肢体水肿，纳可，睡眠不足，二便尚调。舌淡红、苔薄白，脉沉细。

中医诊断： 虚劳（脾肾两虚证）。

中医治法： 补益脾肾，泄浊排毒。

处方：

北柴胡15g	黄芩15g	党参30g	熟地黄20g
丹参15g	益母草30g	鱼腥草30g	桂枝10g
白芍10g	白术20g	百合30g	煅牡蛎30g（先煎）
炙甘草5g			

共7剂，每日1剂，水煎服。

诊治思维： ①患者因发现蛋白尿2年余来诊，中医诊断为虚劳（脾肾两虚证）。②该患者脾肾两虚，肾脏气化不利，气机失常，脾气亏虚，气化不利，不能运化水液湿浊，肾失开合，不能封藏，使精气下注，精微外泄产生蛋白尿，舌淡红、苔薄白，脉沉细，为脾肾两虚之证。③治应补益脾肾，泄浊排毒。④方以罗氏肾病Ⅰ号方加减，方中重用熟地黄培补脾肾之阴，党参、白术健脾补气、培土制水，共奏健脾固肾之功。百合滋阴安神；煅牡蛎软坚利水；鱼腥草开宣肺气，通利排毒；丹参、益母草活血利水，标本兼治。

● 2023年6月8日二诊。

现稍觉疲乏、怕冷，无腰酸，无颜面及肢体浮肿，纳可，睡眠时间不足，二便尚调。舌淡红、苔薄白，脉沉细。辅助检查：4月，查尿常规，尿蛋白（++），隐血（++）。尿白蛋白肌酐比320.54 mg/g。生化检查示：尿酸488 μmol/L，肌酐90.3 μmol/L。

中医诊断：虚劳（脾肾两虚证）。

中医治法：健脾补肾，通腑泄浊。

处方：

熟地黄20g	黄芩15g	北柴胡15g	党参30g
益母草30g	赤芍15g	鱼腥草30g	白芍10g
桂枝10g	白术20g	青蒿20g	煅牡蛎30g（先煎）
侧柏叶30g	百合30g	炙甘草5g	

共7剂，每日1剂，水煎服。

诊治思维：①患者为青年男性，既往体健，发现蛋白尿2年余，经西医诊治，慢性肾病诊断明确，现疲倦乏力、畏寒、脉沉细，为脾肾两虚之证，治应健脾补肾，通腑泄浊。②重用熟地黄、党参、白术以健脾补肾固本；白芍、桂枝以温阳通脉；黄芩、北柴胡、青蒿以疏肝行气，清泄郁热；益母草、赤芍、侧柏叶可活血利水；煅牡蛎散结利水；鱼腥草、百合清热宣肺，通腑泄浊。

病案22

● 刘××，男，77岁。2023年5月11日初诊。

因"腰酸10年余"来诊。疲倦乏力，眼花耳鸣，手足麻木，腰酸，口干，排尿无力，夜尿每晚3～4次，大便干，眠差。既往有脑梗死病史3年，遗留左侧肢体乏力；高血压3级病史。体格检查：头发花白，牙齿松动，左侧鼻唇沟变浅，手掌红，步履蹒跚。舌淡，有裂纹、齿印，左寸细、关弦、尺沉，右寸浮、关弦、尺沉。

中医诊断：虚劳（脾肾两虚证）。

中医治法：补脾固肾。

处方：

北柴胡15g	黄芩15g	党参30g	熟地黄20g
麦冬15g	山药30g	牡丹皮10g	五味子10g

| 酒萸肉20g | 川芎10g | 天麻10g | 盐杜仲30g |
| 金樱子30g | 百合20g | 荷叶10g | 炙甘草5g |

共7剂，每日1剂，水煎服。

诊治思维：①患者以腰酸为主诉，既往有脑梗死病史3年，又有疲倦、耳鸣等不适，故诊断为虚劳。②伴疲倦乏力，眼花耳鸣，手足麻木，腰酸，口干，排尿无力，夜尿每晚3~4次，舌淡，有裂纹、齿印，为脾肾两虚证，治应补脾固肾。③方用小生六汤加减健脾补气益阴，加用金樱子、盐杜仲壮腰固肾，固精缩尿，天麻、川芎息风通络，百合、荷叶滋阴排浊。

随访：服药后诸症减轻。

病案23

● 赵××，男，46岁。2023年6月22日初诊。

因"新冠后出现口苦半年"来诊。半年前患者感染新冠后出现口苦，间有夜寐欠佳，小便无力，精神、胃纳尚可，大便调。既往有慢性胃炎、高脂血症、高尿酸血症病史。舌淡红、苔薄白，脉弦。

中医诊断：虚劳（气阴两虚证）。

中医治法：益气养阴，调肝补肾。

处方：

北柴胡15g	黄芩15g	党参30g	熟地黄20g
酒萸肉20g	首乌藤30g	牡丹皮10g	五味子10g
麦冬15g	山药30g	百合30g	煅龙骨30g（先煎）
炙甘草5g			

共7剂，每日1剂，水煎服。

诊治思维：①患者因"新冠后出现口苦半年"来诊，病程较长，迁延不愈，属中医虚劳范畴。②患者平素工作压力较大，半年前感染新冠后邪郁少阳，耗伤气阴，久病及肾，口苦，夜寐欠佳，小便无力，舌淡红、苔薄白、脉弦，为肝气不舒之象。③治应益气养阴，调肝补肾。④方以小生六汤加减，北柴胡、黄芩、牡丹皮和解少阳，疏肝泄热；党参、麦冬、五味子益气养阴；熟地黄、山药、酒萸肉滋补肝肾；炙甘草调和诸药，加百合润肺安神，首乌藤养心安神，煅龙骨镇静安神。

随访：服药后口苦减轻，夜寐改善，小便偶感无力。

七、肢体经络病证

（一）腰痛

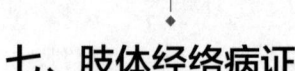

病案1

● 单××，男，49岁。2022年1月27日初诊。

患者2个多月前开始反复出现腰部游走性疼痛，偶有头晕、眼花、耳鸣、胃脘部不适，多饮，大便干，小便黄，睡眠一般。舌暗红，苔薄白，脉沉弦。既往有抑郁症病史，已停药。

中医诊断：腰痛（肝肾阴虚证）。

中医治法：滋补肝肾。

处方：

熟地黄20g	山药30g	山茱萸20g	北柴胡15g
黄芩15g	党参30g	制何首乌30g	杜仲30g
姜半夏10g	桂枝10g	石菖蒲30g	炙甘草5g

共7剂，每日1剂，水煎服。

诊治思维：①患者以腰痛为主诉，故诊断为腰痛。②伴头晕、眼花、耳鸣、大便干、小便黄，舌暗红，为肝肾阴虚，治应滋补肝肾。③方用六味地黄汤之"三补"以滋补肝肾，制何首乌、杜仲壮腰固肾而通腑，因有胃脘不适，故用姜半夏、桂枝温中和胃；患者平素多焦虑，故加用石菖蒲与小北柴胡汤通窍而抗焦虑。

● 2022年2月24日二诊。

经治疗后，腰痛较前明显减轻，劳累后头晕、眼花、耳鸣、胃脘部不适，日暮时多见，多饮，大便干，小便黄，睡眠一般。舌暗红、边有齿印，苔薄黄，脉沉弦。既往有抑郁症病史，已停药。

中医诊断：腰痛（肝肾阴虚证）。

中医治法：滋补肝肾。

处方：

熟地黄20g	山药30g	山茱萸20g	北柴胡15g
黄芩15g	党参30g	麸炒白术20g	盐杜仲30g
姜半夏10g	桂枝10g	红花5g	石菖蒲30g
蝉蜕5g	炙甘草5g		

共14剂，每日1剂，水煎服。

诊治思维：①以腰痛为主诉来诊，中医诊断为腰痛。②劳累后头晕、眼花、耳鸣、多饮、大便干、小便黄、舌暗红、脉沉弦为肝肾阴虚。治宜滋补肝肾，以六味地黄合小北柴胡汤化裁。③熟地黄、山药、山茱萸、盐杜仲滋补肝肾，石菖蒲、蝉蜕通耳窍，桂枝、红花温通血脉，党参、麸炒白术健脾益气。④患者有抑郁症病史，用石菖蒲抗焦虑，小北柴胡汤疏肝和解少阳。

● **2022年4月7日三诊。**

经治疗后腰痛明显减轻，耳鸣改善，自觉精神状态好转，疲劳后仍有头晕眼花、耳鸣、胃脘部不适发作，日暮时多见，多饮，大便干，小便黄，眠一般。舌淡红、边有齿印，苔薄黄，脉弦细。

中医诊断：水肿（肝肾阴虚证）。

中医治法：滋补肝肾。

处方：

麦冬15g	黄芩15g	党参30g	蝉蜕5g（后下）
北柴胡15g	山药30g	牡丹皮10	五味子10g
酒萸肉20g	蒸陈皮10g	姜半夏10g	麸炒白术20g
熟地黄20g	炒酸枣仁30g	炙甘草5g	

共14剂，每日1剂，水煎服。

诊治思维：①复诊患者，经治疗，腰痛、耳鸣减轻，仍属肝肾阴虚证，暂不更方。②胃脘不适，病在脾胃，加党参、蒸陈皮、姜半夏、麸炒白术健脾和胃。③炒酸枣仁安神，蝉蜕疏风通窍，一守一通，治耳鸣更优。

病案2

● 梁××，男，29岁。2022年1月27日初诊。

患者半年前开始出现腰骶部酸痛，偶有早泄，尿频尿急，无尿痛，夜尿每晚2次，睡眠可，大便调。舌淡红、有裂纹，脉细弦。

中医诊断：腰痛（气阴虚证）。

中医治法：益气养阴固肾。

处方：

炒酸枣仁30g	金樱子30g	益智仁30g	沉香5g
熟地黄20g	山茱萸20g	枸杞子30g	党参30g
盐杜仲30g	炙甘草5g		

共7剂，每日1剂，水煎服。

诊治思维：①腰骶部酸痛半年，中医诊为腰痛，这是中医特色，约60%的主诉都可能成为中医诊断，如头痛、胃痛、腹痛、腰痛等。②结合现代医学检查及患者年龄、性别，有慢性前列腺炎史，可伴见早泄、尿频。③舌淡红为脾气虚，裂纹舌为阴虚，故本例应为气阴两虚，当益气养阴固肾。④方以熟地黄、山茱萸、枸杞子、盐杜仲养阴固肾，党参健脾益气，炒酸枣仁安神，金樱子、益智仁、沉香安神固肾缩小便而治尿频及夜尿，虽有炎症，未用清热药，仍以辨证论治为核心。

● 2022年2月24日二诊。

患者半年前开始出现腰骶部酸痛，劳累后加重，偶有早泄，尿频尿急，余沥不尽，无尿痛，夜尿每晚2次，大便调，眠可。舌淡红、边有齿印及裂纹，脉细弦。

中医诊断：腰痛（脾肾气阴虚证）。

中医治法：益气养阴固肾。

处方：

山药30g	山茱萸20g	熟地黄20g	金樱子30g
益智仁30g	盐菟丝子30g	盐杜仲30g	独活10g
黄芪30g	炙甘草5g		

共14剂，每日1剂，水煎服。

诊治思维：①腰痛来诊，腰为肾之府，其病在肾。②伴有早泄、尿频，小便余沥，宜为肾虚。③舌淡红、边有齿印，为脾虚，苔有裂纹示有阴虚，故为气阴两虚，治当益气养阴固肾。④六味地黄汤之"三补"加盐菟丝子、金樱子、益智仁固肾，黄芪健脾益气，盐杜仲合独活治腰痛。

● **2022年3月10日三诊。**

病史同前，症状好转，尿频尿急，腰骶部酸痛，劳累后加重，大便溏，眠差。舌淡红、边有齿印，脉细弦。

中医诊断：腰痛（脾肾气阴虚证）。

中医治法：益气养阴固肾。

处方：

山药30g	酒萸肉20g	麸炒白术20g	金樱子30g
益智仁30g	盐菟丝子30g	盐杜仲30g	独活10g
黄芪30g	炒酸枣仁30g	炙甘草5g	

共14剂，每日1剂，水煎服。

诊治思维：①患者因腰骶部酸痛半年来诊。②本次来复诊，仍有尿频尿急，便溏，夜卧不安，仍属脾肾气阴两虚。③效不更方，适度加减：去熟地黄，加麸炒白术。④慢性病，服药后对主症有所好转，但需一定疗程，故暂不更方，适当加减。

病案3

● 汪××，男，45岁。2022年1月27日初诊。

患者4天前开始出现腰部酸痛，否认外伤史，无膝部不适，大便烂，小便调，睡眠可。舌红，苔薄黄，脉沉弦。

中医诊断：腰痛（脾肾两虚证）。

中医治法：补脾益肾。

处方：

黄芪30g	白术15g	杜仲30g	桑寄生30g
独活10g	白芍30g	牛膝15g	山茱萸15g
煅牡蛎20g（先煎）		炙甘草5g	

共7剂，每日1剂，水煎服。

诊治思维：①腰部疼痛4天来诊，无外伤史，有椎间盘脱出史，仍从内科之腰痛辨治。②肾为腰之腑，大便溏薄在脾，故从脾肾治疗。③治用黄芪、白术健脾，杜仲、桑寄生、独活、山茱萸补肾壮腰（独活寄生汤之意），煅牡蛎软坚散结利水，且能平肝潜阳止痛，牛膝是活血化瘀药，逐瘀通经、补肝肾、强筋骨，白芍、炙甘草缓急止痛。

随访：服完3剂腰痛明显减轻；服完7剂腰痛缓解，大便成形。

病案4

● 邓××，女，33岁。2022年3月24日初诊。

因"左侧腰部胀痛1天"来诊，刻下症见：左侧腰部胀痛，伴见左下肢麻木。查体：直腿抬高试验、4字试验阳性。舌淡红，苔薄白，脉沉细。

中医诊断：腰痛（肾虚证）。

中医治法：补肾壮骨。

处方：

桑寄生30g	独活10g	盐牛膝15g	盐菟丝子30g

黄芪30g	桂枝10g	白芍15g	泽泻15g
益母草30g	盐杜仲30g	炙甘草5g	

共7剂，每日1剂，水煎服。

诊治思维：腰痛在肾，方选独活寄生汤，加黄芪桂枝五物汤益气散寒，泽泻制水。

随访：服药后腰痛稍减轻。

病案5

● 张××，女，54岁。2022年4月7日初诊。

因"腰痛半年"来诊。患者自诉"肾盂肾炎"病史1年，长期服用消炎药，半年前开始出现腰痛，尿痛，夜尿每晚2次，口干口苦，大便干，醒后难以入睡，皮肤瘙痒。有荨麻疹病史半月余。舌淡暗，苔薄白，脉弦细。

中医诊断：腰痛（肾虚证）。

中医治法：补肾填精，壮腰止痛。

处方：

熟地黄20g	山药30g	煅牡蛎30g（先煎）	
酒萸肉20g	白茅根30g	鱼腥草30g	荆芥穗10g
地肤子30g	金樱子30g	炙甘草5g	

共14剂，每日1剂，水煎服。

诊治思维：①女性尿路感染是常见病，以腰痛伴尿频、尿急、尿痛为主要表现。②本案为慢性尿路感染，已经西药抗菌治疗，故尿常规正常。③现诉腰痛，口干、口苦、口淡，脉弦细，为肾阴虚之候。《诸病源候论》曰："诸淋者，肾虚而膀胱热故也。"清代李用粹《证治汇补·腰痛》云："惟补肾为先，而后随邪之所见者以施治。"④本案以补肾阴为主（熟地黄、山药、酒萸肉、金樱子）治本，煅牡蛎收敛固涩，制酸止痛。白茅根、鱼腥草清热利湿又解毒治标，炙甘草调和诸药。因有皮肤瘙痒（荨麻疹），故佐用荆芥穗、地肤子祛风止痒。

随访：服药后腰痛、尿痛缓解，皮肤瘙痒减轻。

病案6

● 蒋××，女，40岁。2022年4月7日初诊。

因"腰痛5年余"来诊。现腰痛，脱发、白发明显，自觉平素工作压力较大，畏寒无发热，无肢冷，无口干口苦，夜寐不安，二便尚调。有乳腺结节病史，曾先后2次行手术治疗。舌淡红、边有齿印，苔薄白，脉细。

中医诊断：腰痛（脾肾阳虚证）。

中医治法：温阳补肾，壮腰止痛。

处方：

熟地黄15g	山药30g	酒萸肉20g	桂枝15g
黑顺片10g（先煎）		白术15g	炒酸枣仁30g
制何首乌30g	侧柏叶30g	盐杜仲30g	炙甘草5g

共7剂，每日1剂，水煎服。

诊治思维：①腰痛为主诉，伴脱发、白发，其病在肾，腰为肾之府，肾主发也。②畏寒、舌淡红、边有齿印、脉细，为脾肾阳虚。③温阳补肾，以桂附地黄汤加炒酸枣仁安神，盐杜仲补肾，制何首乌、侧柏叶治疗脱发和白发。

随访：服药后腰痛缓解，脱发减轻。

病案7

● 蒋××，女，59岁。2022年6月9日初诊。

患者自觉腰部酸痛、骶部疼痛明显1个月，疲倦乏力，无口干口苦，胃纳可、夜寐不安，夜尿频，大便尚调。舌淡红、苔薄黄、有裂纹，脉沉细。既往有慢性肾炎病史，长期服用百令胶囊。辅助检查：5月9日，查肾功能7项，尿素氮12.12 mmol/L，肌酐158.9 μmol/L，尿酸434 μmol/L，二氧化碳结合力22.8 mmol/L；血脂4项：总胆固醇6.83 mmol/L，低密度脂蛋白胆固醇4.35 mmo/L；尿沉渣+尿干化学：巨幼细胞150 mg/L，尿潜血（+），尿蛋白（+++）。

中医诊断：腰痛（脾肾气阴两虚证）。

中医治法：补脾益肾，益气养阴。

处方：

北柴胡15g	黄芩15g	党参30g	熟地黄20g
丹参15g	益母草30g	鱼腥草30g	煅牡蛎30g（先煎）
盐杜仲30g	侧柏叶30g	青蒿20g	黄芪30g
炙甘草5g			

共7剂，每日1剂，水煎服。

治疗思维：①患者有慢性肾脏病，腰痛、夜尿频，尿蛋白（+++），尿潜血（+），其本在肾，肾虚则腰痛、夜尿频。②舌淡红、有裂纹，脉沉细，脾气虚而有热。③证属脾肾气阴两虚，黄芪、党参、熟地黄、盐杜仲健脾益气固肾，益母草、鱼腥草活血解毒，北柴胡疏散退热、疏肝解郁，黄芩清热燥湿、泻火解毒，丹参活血祛瘀、通经止痛，侧柏叶凉血止血，青蒿清透虚热，煅牡蛎散结利水，炙甘草调和诸药。

随访：服药后不适减轻。

病案8

● 叶××，女，41岁。2022年6月23日复诊。

因"腰痛半月余"来诊。现腰痛，偶有头晕，无肢体乏力麻木，小便色浓，平素怕冷，便秘。舌淡红、边有齿印、少苔，脉弦细。辅助检查：6月4日，查尿常规，尿潜血（+++），尿蛋白为弱阳性（±）；生化检查示肝肾功能、血脂无明显异常。

中医诊断：腰痛（脾肾两虚证）。

中医治法：健脾补肾，凉血止血。

处方：

熟地黄20g	山药30g	煅牡蛎30g（先煎）	
酒萸肉20g	白茅根30g	侧柏叶30g	益母草30g
黄芪30g	盐杜仲30g	粉萆薢30g	荷叶10g
葛根20g	炙甘草5g		

共14剂，每日1剂，水煎服。

诊治思维：①因腰痛来诊，中医诊断为腰痛。②舌淡红、边有齿印、少苔，脉弦细，为脾肾气阴两虚之证。③尿潜血（++），病位在肾。④治以自拟肾病Ⅲ号方化裁，方以熟地黄、山药、酒萸肉养阴固肾，黄芪、盐杜仲健脾益气固肾，白茅根、侧柏叶、荷叶凉血止血，煅牡蛎镇潜固涩，益母草、粉萆薢活血利水，分清泌浊。

随访：服药后腰痛减轻，便秘亦有改善。

病案9

● 刘××，男，35岁。2022年8月11日初诊。

因"反复腰痛1年"来诊。患者反复腰痛，口干、咽痛，纳眠可，大便溏，小便黄，无尿频、尿急、尿痛。查体：双肾区无叩痛。舌淡、有齿印，脉弦。

中医诊断：腰痛（气阴两虚证）。

中医治法：益气养阴，壮腰止痛。

处方：

北柴胡15g	黄芩15g	党参30g	熟地黄20g
麦冬15g	山药30g	牡丹皮10g	五味子10g
酒萸肉20g	连翘15g	盐杜仲30g	麸炒白术20g
炙甘草5g			

共7剂，每日1剂，水煎服。

诊治思维：①因"反复腰痛1年"来诊，诊断为腰痛。②大便溏，舌淡、有齿印，为脾气虚。③口干、咽痛、小便黄、脉弦，为阴虚，故为脾肾气阴两虚证。④方以经验方小生六汤益气养阴，加麸炒白术健脾，盐杜仲补肾壮腰，连翘散结解毒治咽痛。

随访： 服药后腰痛减轻，咽痛缓解。

病案10

● 阮××，男，57岁。2022年9月8日初诊。

因"腰部疼痛2年"来诊。患者腰痛2年，活动后加重，下肢浮肿，眠差，口干，自汗，尿黄，尿量减少。既往有高血压病史18年，最高时160mmHg，有脂肪肝、房颤、腰椎间盘突出病史。查体：双下肢轻度浮肿，舌淡红、苔白、有裂纹，脉沉弦。

中医诊断： 腰痛（肝肾亏虚证）。

中医治法： 补益肝肾。

处方：

独活10g	山药30g	百合30g	煅牡蛎30g（先煎）
桑寄生30g	熟地黄15g	炒酸枣仁30g	盐牛膝15g
盐车前子15g	盐杜仲30g	酒萸肉20g	炙甘草5g

共7剂，每日1剂，水煎服。

诊治思维： ①患者因腰部疼痛2年来诊，无外伤史，有腰椎间盘突出史，仍从内科之腰痛辨治。②肾为腰之腑，眠差，口干，自汗，舌有裂纹，脉沉弦，为肝肾亏虚表现。③治应补益肝肾。④治用熟地黄、山药、酒萸肉、盐杜仲、桑寄生、独活、盐牛膝补肝肾壮腰（六味地黄汤加减）。⑤双下肢轻度浮肿，尿黄，尿量减少，用盐车前子、煅牡蛎软坚散结利尿，且能平肝潜阳止痛。⑥患者睡眠差，炒酸枣仁、百合可安神助眠。

● 2022年9月22日二诊。

经治疗后自觉腰痛减轻，下肢浮肿较前消退，夜寐改善，已无口

临床病案诊治思维 ◆上篇◆

173

干，自汗仍明显，小便黄，大便尚调。既往有高血压病史18年，有脂肪肝、房颤病史。查体：双下肢水肿较前消退。舌淡红、苔薄少、有裂纹，脉沉弦。

中医诊断： 腰痛（气阴两虚证）。

中医治法： 壮腰补肾，益气养阴。

处方：

山药30g	牛膝15g	杜仲30g	煅牡蛎30g（先煎）
桑寄生30g	独活10g	炒酸枣仁30g	酒萸肉20g
车前子15g	续断20g	熟地黄20g	百合30g
炙甘草5g			

共7剂，每日1剂，水煎服。

诊治思维： ①诊断明确，前次治疗后症状明显改善。②自汗、舌淡红为气虚之象，小便黄、苔少、裂纹舌为阴虚表现。③前方治疗症状改善，继续以壮腰补肾、益气养阴为法，暂不更方。⑤熟地黄、山药、酒萸肉滋阴补肾，杜仲、桑寄生、独活、牛膝、续断补肾壮腰止痛，佐以炒酸枣仁养心安神助眠，车前子利尿消肿，煅牡蛎、百合固摄敛汗，炙甘草调和诸药。

● **2022年10月6日三诊。**

经治疗患者自觉腰痛减轻，双下肢轻度水肿，夜寐不安、凌晨4点醒后难以再次入睡，晨起口干，自汗仍明显，小便量少色黄，大便烂。查体：面色黧黑，双下肢轻度水肿。舌淡红、有齿印及裂纹，苔薄白，脉沉弦。

中医诊断： 腰痛（脾肾两虚证）。

中医治法： 健脾益肾。

处方：

熟地黄15g	山药30g	酒萸肉20g	续断15g

桑寄生30g　　　川牛膝15g　　　盐车前子15g　　炒酸枣仁30g

桃仁10g　　　　黄芪30g　　　　煅牡蛎30g（先煎）

炙甘草5g

共14剂，每日1剂，水煎服。

诊治思维：①患者腰痛好转，腰为肾之府，腰痛责之肾。肾主水，脾运化水液，水肿、小便少、大便烂，责之脾、肾。自汗明显，乃气虚之征。面色黧黑，色黑主肾虚，亦主血瘀。②舌淡红、有齿印，为脾虚，脉沉为肾虚。③治应健脾益肾，益气活血。④方续予六味地黄汤之"三补"以补肾，续断、桑寄生、川牛膝补肾壮骨，盐车前子利尿，黄芪、煅牡蛎益气敛汗，炒酸枣仁安神助眠，桃仁活血化瘀，炙甘草调和诸药。

● 2022年10月20日四诊。

病史同前。服药后现精神可，尿量增大，大便成形，下肢有力，下肢水肿消退，出汗减少，夜寐欠安。舌淡红、有齿印及裂纹，苔薄白，脉沉弦。

中医诊断：腰痛（脾肾两虚证）。

中医治法：健脾益肾。

处方：

熟地黄15g　　　山药30g　　　　酒萸肉20g　　　续断15g

桑寄生30g　　　炒酸枣仁30g　　煅牡蛎30g（先煎）

盐车前子15g　　川牛膝15g　　　桃仁10g　　　　百合30g

炙甘草5g

共14剂，每日1剂，水煎服。

诊治思维：患者服药后病情较前好转，精神可，下肢有力，水肿消退，前方去黄芪，夜寐欠安，加百合清心安神。

● 2023年3月9日五诊。

自觉服药后精神可，仍觉腰痛，下肢乏力，无水肿，出汗较前减少，夜寐欠安，大便溏，小便量多，夜尿每晚1次。体格检查：面色黧黑，双下肢无水肿。舌象脉象：舌淡红、有齿印及裂纹，苔薄白，脉沉弦。

西医诊断：①腰椎间盘突出。②心房颤动。③良性高血压。④脂肪肝。

中医诊断：腰痛（气阴两虚证）。

中医治法：益气养阴，活血化瘀。

处方：

党参30g	山药30g	酒萸肉20g	盐杜仲30g
盐牛膝15g	炒酸枣仁20g	白术15g	丹参15g
炙甘草5g			

共14剂，每日1剂，水煎服。

诊治思维：①患者腰痛日久，病久体虚，肢体乏力，便溏，舌淡红、有齿印、苔薄白，为脾气虚表现，小便量多、夜尿、面色黧黑，为肾气不足之兆。②夜寐不安，舌苔薄白、有裂纹，为阴虚之兆。弦脉主痛。③辨证当属气阴两虚，脾肾不足。④治疗以益气养阴为法，方中党参、白术补气，山药、酒萸肉、盐杜仲、盐牛膝滋阴益肾，炒酸枣仁养心安神。考虑久病必瘀，故少佐以丹参活血化瘀，炙甘草调和诸药。

病案11

● 林××，男，57岁。2023年3月9日初诊。

因"腰部酸痛5年余"来诊。5年多前开始出现腰部酸痛，不耐劳累，怕冷，口干，眠差，小便频，夜尿每晚4次，大便不爽，每日2~3次。舌淡红，苔白腻，脉沉弦。

中医诊断：腰痛（脾肾阳虚证）。

中医治法：健脾化湿，温阳固肾。

处方：

党参30g	白术20g	豆蔻10g（后下）
山药30g	酒萸肉20g	酸枣仁30g　金樱子30g
桂枝10g	白芍15g	炙甘草5g

共7剂，每日1剂，水煎服。

诊治思维：①患者因腰痛来诊，中医诊断为腰痛（脾肾阳虚证）。②腰痛是由外感、内伤或挫闪导致腰部血气运行不畅，或失于濡养，引起腰脊、脊旁疼痛。患者腰痛日久，病久伤肾，肾亏体虚，加之劳顿过分，导致肾精亏损，无以濡养腰府筋脉而产生腰痛，肾阳亏虚，机体失于温煦，故见怕冷症状，肾阳不足，固摄能力差，故而容易尿频。历代医家认为肾亏体虚是腰痛的重要病机，《景岳全书》载："腰痛之虚症十居八九。"脾虚湿困，湿邪流入腰间肾府，影响下焦气血运行而致腰痛，舌淡红、苔白腻，脉沉弦，符合脾肾阳虚之证。③治法：健脾化湿，温阳固肾。④方剂：方中重用山药、酒萸肉培补脾肾之阴，是为阴中求阳之用，党参、白术健脾补气且培土制水，豆蔻行气化湿，金樱子固肾缩尿，酸枣仁安神助眠，桂枝、白芍调和阴阳，炙甘草调和诸药。

随访：服药后腰痛减轻，夜尿减少，大便成形。

病案12

● 周××，男，54岁。2023年3月9日初诊。

因"左侧腰痛3年余，左下肢肿痛10天"来诊。3年前出现左侧腰痛，10天前出现左下肢肿痛，弯曲时疼痛明显，胃纳可，睡眠欠佳，二便调。既往有高尿酸血症、痛风性关节炎病史，左侧腰部外伤史。查体：左侧腰部压痛，舌淡胖、有裂纹，脉沉弦。

中医诊断：腰痛（肾虚证）。

中医治法：补肾壮腰。

处方：

北柴胡15g	黄芩15g	党参30g	熟地黄20g
麦冬15g	山药30g	牡丹皮10g	五味子10g
酒萸肉20g	炙甘草5g	盐牛膝15g	盐车前子15g
盐杜仲30g	威灵仙15g		

共7剂，每日1剂，水煎服。

诊治思维：①患者因腰痛来诊，中医诊断为腰痛。②腰为肾之府，肾虚腰府失养，故见腰痛，舌淡胖为脾虚湿蕴之证，有裂纹为阴虚之候，脉沉弦为肾虚水不涵木之象。③治以补肾壮腰为法。④方以小生六汤加减，熟地黄滋肾填精，山药补益脾肾又气阴双补，酒萸肉滋补肝肾，盐牛膝补肾活血，盐杜仲补肾壮腰，党参补脾益气，北柴胡、黄芩、牡丹皮疏肝泻火，麦冬、五味子养阴生津，盐车前子利水渗湿，威灵仙祛风除痹，炙甘草调和诸药。

病案13

● 石××，女，44岁。2023年4月6日初诊。

患者因"反复腰酸10余年"来诊。现感平躺腰酸，同房后明显，颈项不适，胸背部乏力，困倦，眠可，二便调。舌淡胖、有齿痕，苔白，脉沉细。

中医诊断：腰痛（脾肾亏虚证）。

中医治法：补脾益肾。

处方：

北柴胡15g	黄芩15g	党参30g	熟地黄20g
麦冬15g	山药30g	牡丹皮10g	五味子10g
酒萸肉20g	茵陈30g	盐杜仲30g	枸杞子30g
荷叶5g	炙甘草5g		

共7剂，每日1剂，水煎服。

诊治思维：①患者腰酸不适，当属中医腰痛范畴。②腰为肾之府，腰酸同房后明显属肾虚，平素困倦乏力当属脾气虚；舌淡胖、有齿痕、苔白、脉沉细当属脾肾亏虚之征。③中医治应补益脾肾。④方选小生六方加减以调补五脏之虚，加盐杜仲、枸杞子以补肾壮腰，荷叶、茵陈以利湿泄浊。

随访：服药后诸症减轻。

病案14

● 蓝××，男，67岁。2023年4月20日初诊。

因"腰腿麻痛3年余"来诊。现腰腿麻痛，偶有心慌心悸，疲倦，小便无力，大便干，舌淡红、苔薄白，脉弦细。

中医诊断：腰痛（气阴两虚证）。

中医治法：益气养阴，行气止痛。

处方：

熟地黄20g	酒萸肉20g	山药30g	威灵仙15g
杜仲30g	黄芪30g	丹参15g	桃仁10g
牛膝15g	厚朴10g	制何首乌30g	炙甘草5g

共7剂，每日1剂，水煎服。

诊治思维：①患者因腰痛来诊，中医诊断为腰痛（气阴两虚证）。②腰痛是由外感、内伤或挫闪导致腰部血气运行不畅，或失于濡养，引起腰脊、脊旁疼痛。患者腰痛日久，病久伤肾，肾亏体虚，加之劳顿过分，导致肾精亏损，无以濡养腰府筋脉而产生腰痛。气虚无以行血，血行不畅，则血瘀，肾府气机不畅，发为腰痛，气阴亏虚，固摄能力差，故出现小便无力，心失濡养，虚火扰心，故见心悸。历代医家重视肾亏体虚是腰痛的重要病机，《景岳全书》也认为："腰痛之虚症十居八九。"舌淡红，苔薄白，脉弦细，为气阴两虚。③治应益气养阴，行气止痛。④方中重用熟地黄、酒萸肉、山药培补脾肾之阴，黄芪健脾补气，威灵仙、丹参、桃仁、牛膝行气止痛，杜仲补肝肾、强筋骨，厚朴、制何首乌润肠行气通便，标本兼治，炙甘草调和诸药。

● **2023年6月22日二诊。**

现腰腿麻痛，偶有心慌心悸，疲倦，小便无力，大便干。舌淡红、苔薄白，脉沉细。

中医诊断：腰痛（气阴两虚证）。

中医治法：益气养阴。

处方：

熟地黄20g	酒萸肉20g	山药30g	威灵仙15g
盐杜仲30g	黄芪30g	丹参30g	桃仁10g
盐牛膝15g	制何首乌30g	姜厚朴10g	百合30g
煅牡蛎30g（先煎）		炙甘草5g	

诊治思维：①患者以腰痛为主诉来诊，中医诊断为腰痛。②心慌心悸，疲倦，小便无力，大便干，舌淡红、苔薄白，脉沉细，属气阴两虚证。③治宜益气养阴。④以六味地黄丸加减，方中熟地黄、酒萸肉、山药滋阴补肾，威灵仙祛风通络，盐杜仲、盐牛膝补肾壮腰，黄芪补脾益气，丹参、桃仁活血祛瘀，制何首乌、姜厚朴行气通腑，煅牡蛎重镇安神以止痛，百合清心安神定悸，炙甘草调和诸药。

病案15

● **刘××，男，70岁。2023年5月11日初诊。**

因"腰痛5年"来诊。反复腰痛，无下肢放射痛，眠差，容易疲劳，二便调。查体：肥胖，腹部稍膨隆，舌淡红、有齿印及瘀点，苔薄白，脉沉弦。

中医诊断：腰痛（脾肾两虚证）。

中医治法：补脾益肾。

处方：

北柴胡15g	黄芩15g	党参30g	熟地黄20g
麦冬15g	山药30g	牡丹皮10g	五味子10g
酒萸肉20g	苦杏仁10g	盐杜仲30g	制何首乌30g
炙甘草5g			

共14剂，每日1剂，水煎服。

诊治思维：①患者年过古稀，肝脾肾均不足，骨髓空虚，气血生化不足，故见长期腰酸腰痛，不耐劳累，病位在肾；舌有齿印，腹部肥胖为脾虚之证，故诊断为脾肾两虚。②治以补益脾肾为法。③方以小生六汤加减，熟地黄、山药、酒萸肉补益肝脾肾；党参益气健脾；麦冬、五味子滋阴润肺，气阴双补；牡丹皮是清热药，清热凉血、活血化瘀；北柴胡、黄芩疏肝解郁清热；苦杏仁宣肺通腑，与北柴胡同调一身之气机，盐杜仲、制首乌补肾强骨，炙甘草调和诸药。

随访：服药后腰痛、疲乏减轻。

（二）痹证

病案1

● 陈××，男，44岁。2022年1月27日初诊。

患者因"关节疼痛3年余"就诊。患者8年前体检发现尿酸升高，3年前开始出现关节疼痛，第一跖趾关节疼痛，小便黄，口干，眠欠佳。舌淡红，苔薄白，脉沉弦。

中医诊断：痹证（湿热蕴结证）。

中医治法：清热利湿。

处方：

百合30g	黄柏10g	薏苡仁30g	盐牛膝30g
山药30g	赤芍10g	苍术10g	盐车前子15g
广金钱草30g	白茅根30g	苦杏仁10g	茵陈30g

炙甘草5g

共7剂，每日1剂，水煎服。

诊治思维：①患者关节疼痛3年余，中医诊断为痹证。②关节红肿，小便黄，口干，应属热痹或湿热痹。③热痹（湿热痹）当清热祛湿，通络止痛。④本方以四妙散加味的痛风汤（罗仁经验方）化裁。⑤因患者有痛风史，血尿酸升高，故西医诊断为痛风性关节炎，第一跖趾关节肿痛首先考虑为痛风发作，如是中年男性+喝酒+偏胖体形者，多考虑痛风。⑥方中百合含秋水仙碱，有助于降低尿酸而治痛风；盐车前子、广金钱草、白茅根、茵陈清热祛湿，有助于降尿酸，降血脂，病证结合，标本同治。⑦方中有苦杏仁，肺主气，通调水道，通百脉也，宣肺而通血脉，故对痛风者有效。

随访：服药后疼痛缓解。

病案2

● 冯××，男，33岁。2022年2月24日初诊。

患者因"右踝关节疼痛6月余"就诊，曾服用非布司他片，已停药。舌淡红，苔薄黄，脉弦缓。

中医诊断：痹证（湿热内蕴证）。

中医治法：清热祛湿。

处方：

百合30g	黄柏10g	薏苡仁30g	盐牛膝30g
山药30g	赤芍10g	苍术10g	盐车前子15g
广金钱草30g	白茅根30g	茵陈30g	炙甘草5g

共14剂，每日1剂，水煎服。

诊治思维：①患者主诉为右踝关节疼痛6月余，诊断为痹证。②准确的主诉，往往就是诊断依据，这是中医特色。③"痛风"最早作为中医名词见于朱丹溪《丹溪心法》。④本例西医诊断为"痛风性关节炎"，是终身性疾病，应指导患者树立带病生存的理念。⑤痛风与饮食密切相关，故要重视饮食指导，少吃海鲜、动物内脏等，预防痛风发作，这也是"上工治未病"的要求。⑥本方以四妙散加味治痹证（辨证用方），加百合、山药、茵陈降尿酸（辨证用药）；赤芍、广金钱草、白茅根活血清热利湿，防治尿酸盐沉积引发肾结石，防止病情发展。

随访：服药后疼痛明显减轻。

病案3 ♂

● 王××，女，13岁。2022年3月10日初诊。

因"左髋疼痛5月余"来诊。2021年10月患者无明显诱因出现左侧髋部疼痛，以左髂前上棘部明显，运动后加重，夜寐欠安，二便尚调。月经初潮年龄12岁，LMP为3月9日。舌淡红、见裂纹，苔薄白，脉弦细。

中医诊断：痹证（肾虚证）。

中医治法：补肾填精，壮骨止痛。

处方：

熟地黄20g	酒萸肉20g	山药30g	盐杜仲30g
盐牛膝10g	桑寄生30g	独活10g	炙甘草5g

共7剂，每日1剂，水煎服。

诊治思维：①患者因"左髋疼痛5月余"来诊，属痹证。②舌淡红，脉弦细，夜寐欠安，属肾虚证。③中医治法补肾壮骨，以六味之三补入肾，盐杜仲、桑寄生壮骨，盐牛膝、独活活血祛湿。④患者夜寐欠安，加煅牡蛎会更合适，有镇潜镇静止痛之效。

● 2022年3月24日二诊。

刻下症见：左侧髋部疼痛，以左髂前上棘部明显，运动后加重，夜寐欠安，二便调。查体：左髋部轻压痛，活动无明显受限。舌淡红、有裂纹及齿痕，苔薄白，脉细。

中医诊断: 痹证(肾虚证)。

中医治法: 补肾填精,壮骨止痛。

处方:

熟地黄20g	酒萸肉20g	山药30g	盐杜仲30g
盐牛膝10g	桑寄生30g	独活10g	白芍15g
醋延胡索15g	益母草30g	炙甘草5g	

共7剂,每日1剂,水煎服。

诊治思维: 肾主骨,左髋痛从肾治之,仿六味、独活寄生汤,加白芍、醋延胡索理气止痛,益母草调经通脉。

病案4 ✎

● 赖××,男,46岁。2021年12月23日初诊。

因"右踝关节疼痛半年"来诊。半年前无明显诱因出现右踝关节疼痛,时有发作。舌淡红,苔薄白,脉沉细。既往有高血压、脂肪肝病史。辅助检查:尿酸572 μmol/L。

中医诊断: 痹证(湿热瘀阻证)。

中医治法: 清热利湿,祛瘀止痛。

处方:

百合30g	黄柏10g	苍术10g	车前子15g(包煎)
白茅根30g	赤芍10g	薏苡仁30g	广金钱草30g
红花10g	山药30g	桃仁10g	盐牛膝30g
炙甘草5g			

共14剂,每日2剂,水煎服。

诊治思维: ①患者主因"右踝关节疼痛半年"来诊,中医诊断为痹证。②缘患者平素嗜食肥甘厚腻之品,湿热内蕴,阻碍气血,瘀血内生,湿热瘀血痹阻关节,不通则痛,故发为本病。③治应清热利湿,祛瘀止痛。④方药以罗氏痛风汤加减,百合养阴润肺、降尿酸,山药补脾

184

益肾、降尿酸，黄柏、苍术、广金钱草、车前子、白茅根清热利湿，薏苡仁渗湿除痹，盐牛膝引药下行，赤芍、桃仁、红花祛瘀止痛，炙甘草调和诸药。

● 2022年1月13日二诊。

服药后右踝关节疼痛减轻，舌淡红、苔少、有裂纹，脉弦。

中医辨证治法同前。

处方：

百合30g	黄柏10g	苍术10g	车前子15g（包煎）
山药30g	赤芍10g	薏苡仁30g	广金钱草30g
桃仁10g	白茅根30g	制何首乌20g	盐牛膝30g
红花10g	石斛15g	苦杏仁10g	炙甘草5g

共14剂，每日2剂，水煎服。

诊治思维： 服药后关节疼痛减轻，前方治疗有效，考虑患者苔少、有裂纹，兼有阴虚之象，故于前方基础上加石斛养阴生津，加苦杏仁、制何首乌宣肺通腑，使尿酸等代谢废物从大便排出。

● 2022年4月7日三诊。

经治后右踝关节疼痛减轻，无肿胀。舌淡红，苔少、有裂纹，脉沉弦。

中医辨证治法同前。

处方：

百合30g	黄柏15g	赤芍10g	盐车前子15g(包煎)
山药30g	薏苡仁30g	麸炒苍术10g	广金钱草30g
白茅根30g	盐牛膝30g	有瓜石斛15g	麸炒白术15g
桃仁10g	苦杏仁10g	炙甘草5g	

共7剂，每日1剂，水煎服。

诊治思维：①复诊病例，为痛风性关节炎。②痛风是常见病，是生活方式病，是吃出来的终身性疾病，但老百姓对于痛风的危害了解不够，需要加强科普。③"痛风"是中医病名，最早见于元代朱丹溪的《丹溪心法》，现代中医仍按痹证论治。④本案使用自拟痛风汤化裁，以四妙散（治风湿热痹方）加广金钱草、白茅根清热利湿，麸炒白术、桃仁、苦杏仁宣肺健脾润肠，促进肠道排毒，脾主水湿运化也。加百合、山药培补脾肺，亦有助于降尿酸及治疗脂肪肝。

● 2022年7月7日四诊。

患者右踝关节肿胀疼痛缓解，易疲乏，纳眠可，二便调。舌淡红、苔少、有裂纹，脉沉弦。

中医诊断：痹证（气阴两虚证）。

中医治法：益气养阴。

处方：

麦冬15g	北柴胡15g	酒萸肉20g	山药30g
黄芩15g	牡丹皮10g	党参30g	广金钱草30g
百合30g	五味子10g	熟地黄20g	炙甘草5g

共7剂，每日1剂，水煎服。

诊治思维：①初诊时诊断为痛风，服用痛风汤后疼痛缓解。②现诉疲乏，舌淡红、苔少、有裂纹，脉沉弦，为气阴两虚证，方用小生六汤益气养阴以固本，加百合安神。广金钱草化石利水，以防痛风再次发作，亦是治未病"瘥后防复"。③患者为中年男性，有高血压、痛风病史，应当进行慢性病管理，加强运动，清淡饮食，起居有常，心情愉快。

● 2022年8月11日五诊。

服药后右踝关节肿痛未发作，病情稳定，易疲乏，纳眠可，二便调。舌淡红，边有齿印、有裂纹，脉沉弦。

中医诊断：痹证（气阴两虚证）。

中医治法：益气养阴。

处方：

北柴胡15g	广金钱草30g	熟地黄20g	麦冬15g
山药30g	牡丹皮10g	五味子10g	酒萸肉20g
百合30g	党参30g	天麻10g	煅牡蛎30g（先煎）
炙甘草5g			

共7剂，每日1剂，水煎服。

诊治思维：①痛风患者，因痛风发作缓解后来诊。②舌淡红、边有齿印，脉沉弦，为气阴两虚之证。③治应自拟小生六汤加百合、广金钱草降尿酸，天麻、煅牡蛎祛风平肝降血压。

● 2022年9月8日六诊。

服药后右踝关节肿痛无发作，易疲乏，纳眠可，二便调。舌淡红、有裂纹、苔薄少，脉沉弦。

中医诊断：痹证（气阴两虚证）。

中医治法：益气养阴。

处方：

党参30g	麦冬15g	五味子10g	北柴胡15g
黄芩15g	熟地黄20g	山药30g	广金钱草30g
酒萸肉20g	牡丹皮10g	百合30g	茵陈20g
炙甘草5g			

共7剂，每日1剂，水煎服。

诊治思维：①初诊为痛风性关节炎，服药后关节疼痛缓解，且未复发。②平素易疲乏，舌淡红、有裂纹、苔薄少，脉沉弦，为气阴两虚。③续予小生六汤益气养阴以固本。广金钱草、茵陈清热利湿，百合有助于降尿酸，以防痛风再次发作，巩固疗效。

● 2023年2月23日七诊。

来诊前一日患者因饮食不慎再次出现关节疼痛，平日易疲乏，纳眠可，二便调。舌淡胖、苔薄少、有裂纹，脉沉弦。

中医诊断：痹证（气阴两虚证）。

中医治法：益气养阴，除痹止痛。

处方：

百合30g	盐黄柏10g	薏苡仁30g	盐牛膝30g
山药30g	赤芍10g	苍术10g	盐车前子15g
广金钱草30g	茵陈30g	苦杏仁10g	黄芪30g
酒萸肉20g	炙甘草5g		

共7剂，每日1剂，水煎服。

诊治思维：①患者因痛风性关节炎来诊，中医诊断为痹证（气阴两虚证）。②痹证是由于风、寒、湿、热、痰、瘀等邪气闭阻脉络，影响气血运行，导致肢体、筋骨、关节、肌肉等处发生疼痛、重着、酸楚麻木。病初病位邪在筋脉、肌肉、关节，日久由经络累及脏腑，耗伤气阴，损及肝肾，肝肾不足，筋脉失于濡养，痹证反复发展，缠绵难愈。耗气伤阴，则见疲劳乏力。舌淡胖、苔薄少、有裂纹，脉沉弦，符合气阴两虚之证。③治应益气养阴，除痹止痛。④方以罗氏痛风汤加减，重用百合、山药、酒萸肉三阴并补，黄芪健脾补气，患者饮食不慎，疼痛复作，将盐黄柏、薏苡仁、盐牛膝、苍术组成四妙散，清热燥湿，行气止痛，标本兼治；盐车前子利小便，除湿痹；广金钱草清热解毒，利尿通淋；茵陈清热利湿；炙甘草调和诸药。

病案5

● 米××，女，54岁。2022年4月7日初诊。

因"双上肢感觉麻木半年余"来诊。自觉双上肢感觉麻木、肢冷、畏寒，颈项不适，夜寐不安，腹胀、便秘，3～4天一行。舌红苔少，脉沉弦。

中医诊断：痹证（阴阳两虚证）。

中医治法：温阳健脾，滋阴益肾。

处方：

北柴胡15g	黄芩15g	党参30g	熟地黄20g
麦冬15g	山药30g	牡丹皮10g	五味子10g
酒萸肉20g	桂枝15g	葛根30g	威灵仙15g
盐牛膝15g	制何首乌30g	厚朴15g	炙甘草5g

共7剂，每日1剂，水煎服。

诊治思维：①因颈椎病引起颈项不适，上肢麻木，故以桂枝、葛根、威灵仙、盐牛膝舒筋通络为主。②辅以小生六汤调治五脏，扶正固本。③制何首乌、厚朴通腑以治腹胀便秘。④肢冷、怕冷，为阳气不足之征，用桂枝扶阳。

随访：服药后上肢麻木减轻，过度劳累、接触凉水后复发。

病案6 🔗

● 郑××，男，37岁。2022年6月9日初诊。

患者体检时发现血尿酸升高，平素作息不规律，体形肥胖，纳寐可，二便尚调。舌淡红，边有齿印，苔薄白偏腻，脉沉弦。辅助检查：外院查尿酸574 μmol/L，甘油三酯5.01 mmol/L，低密度脂蛋白胆固醇3.82 mmol/L，谷丙转氨酶62 U/L，谷氨酰转移酶96 U/L。

中医诊断：痹证（脾虚湿困证）。

中医治法：健脾祛湿。

处方：

百合30g	黄柏10g	薏苡仁30g	盐牛膝30g
山药30g	赤芍10g	麸炒苍术10g	盐车前子15g
广金钱草30g	白茅根30g	苦杏仁15g	黄芪30g
茵陈30g	荷叶10g	炙甘草5g	

共7剂，每日1剂，水煎服。

诊治思维：①患者因高尿酸血症来诊，体形肥胖，舌淡红、边有齿印、苔薄白偏腻，脉沉弦。②因生活不规律，饮食起居失调，脾虚不能运化水湿，湿浊内聚故体形肥胖而尿酸升高。③因有关节痛病史（痛风性关节炎），故中医仍可诊为痛风。④方以罗氏痛风汤加减。黄柏、薏苡仁、盐牛膝、麸炒苍术、盐车前子清热利湿；白茅根、茵陈、荷叶、苦杏仁宣肺升清祛湿；百合、山药、广金钱草、黄芪补气健脾利水，可降尿酸，预防痛风发作。

病案7

● 刘××，女，54岁。2022年7月21日初诊。

因"全身关节酸痛1年余"来诊。自觉全身关节酸痛，偶有下肢浮肿，疲劳乏力，晨起口苦，咽中有异物感，头汗多，小便尚可，睡眠一般。已闭经。舌淡红、边有瘀点，苔薄黄，脉细。辅助检查：生化检查、尿常规未见异常。

中医诊断：痹证（脾虚湿困证）。

中医治法：健脾祛湿，通络止痛。

处方：

党参30g	茯苓15g	茵陈30g	豆蔻10g（后下）
苦杏仁10g	薏苡仁30g	荷叶10g	百合30g
麸炒白术20g	炙甘草5g		

共7剂，每日1剂，水煎服。

诊治思维：①全身关节酸痛1年余，属于痹证。②疲劳乏力，头汗多，舌淡红、边有瘀点，主脾虚湿困，血行瘀滞。③治应健脾（党参、麸炒白术、茯苓、炙甘草），祛湿（茵陈、苦杏仁、薏苡仁、豆蔻），佐以荷叶、百合清暑安神。此方四君子健脾胃，三仁汤祛暑湿，用于暑天脾虚湿困者。

随访：服药后关节疼痛、疲劳乏力明显减轻。

病案8

● 朱××，男，50岁。2022年7月21日初诊。

因"右手麻木3年余"来诊。现右手有麻痹感，局部活动后可稍缓解，自觉右下肢乏力，活动自如，口苦，无胸闷，口不干，二便正常。查体：四肢肌力、肌张力正常，生理反射存在，病理反射未引出。舌淡红、有少许齿印，苔黄、略腻，舌有裂纹，脉弦缓。

中医诊断：血痹（阴虚湿热证）。

中医治法：滋阴柔筋，清热祛湿。

处方：

葛根20g	威灵仙15g	桂枝15g	白芍15g
熟地黄15g	山药30g	酒萸肉20g	桑寄生30g
羌活10g	炙甘草5g		

共14剂，每日1剂，水煎服。

诊治思维：①自觉右侧肢体麻木乏力来诊，属于《金匮要略》之"血痹"，但臂麻木者也。西医属颈椎病。②舌淡红、苔有裂纹，脉弦缓。③方用葛根、威灵仙、桂枝、白芍、桑寄生、羌活解痉祛湿，通络缓急；熟地黄、山药、酒萸肉滋阴固肾，肾主骨也。颈椎病、腰椎病者，宜从肾治本，是为肾主骨也。④本方亦为阴虚湿热、上下肢麻木而立。

随访：服药后不适稍减轻。

病案9

● 郭××，男，73岁。2022年8月25日初诊。

因"反复周身疼痛37年"来诊。患者37年前开始反复出现周身疼痛，2022年7月28日于医院老年病科住院，完善相关检查诊断为：①痛风。②强直性脊柱炎。③慢性肾脏病4期。④高血压3级，极高危。⑤腔隙性脑梗死。⑥冠心病。现偶有头痛、颈痛、腰痛、腿痛，下肢乏力，二便调。舌淡红，有齿痕、裂纹，苔黄腻，脉弦细。

中医诊断：痹证（气虚血瘀证兼有湿热内困）。

中医治法：益气活血，清热利湿。

处方：

黄芪30g	赤芍10g	川芎10g	当归10g
地龙10g	桃仁10g	红花5g	麸炒苍术10g
盐关黄柏15g	薏苡仁30g	盐牛膝15g	盐车前子15g
百合30g	苦杏仁10g		

共7剂，每日1剂，水煎服。

诊治思路：①患者因多年周身疼痛来诊，诊为痹证。②患者年老多病，兼有头痛、颈痛、腰痛，久病多瘀，不通则痛，下肢乏力，久病多虚，虚则乏力。③舌淡红、有齿痕及裂纹，是气阴两虚之候；舌苔黄腻，兼有湿热内蕴之象。④治应益气清热，清热利湿。⑤方以补阳还五汤合四妙散加减，黄芪、赤芍、川芎、当归、地龙、桃仁、红花补气活血通瘀，麸炒苍术、盐关黄柏、薏苡仁、盐牛膝、盐车前子清热利湿通络。

随访：服药后周身疼痛明显减轻。

病案10

● 王××，女，48岁。2022年10月6日初诊。

因"手指麻木发胀半年"来诊。患者半年前开始出现手指麻木发胀，晨起明显，性情略烦躁，疲倦气短、活动后明显，眠浅，经量少、不规则。有颈椎病病史，未经系统诊治。5月28日于广州某医院体检时发现肺结节、肾囊肿、肝囊肿。查体：手指无红肿。舌淡红、边有齿印、苔薄白，脉沉弦。

中医诊断：痹证（气阴两虚证）。

中医治法：益气养阴，疏肝活血。

处方：

北柴胡15g	黄芩15g	党参30g	熟地黄20g
麦冬15g	山药30g	牡丹皮10g	五味子10g
酒萸肉20g	天麻10g	葛根30g	益母草30g
浙贝母20g	炙甘草5g		

共14剂，每日1剂，水煎服。

诊治思维：①患者48岁，月经不规则，为围绝经期，《黄帝内经》曰："女子……七七，任脉虚，太冲脉衰少，天癸竭，地道不通……"妇女此期多有肝肾不足、肝郁之证，可见性情急躁、月经不调、脉弦等症，肝肾阴虚，水不济火，可见心神失养、失眠多梦。②颈椎病压迫神经根，故见手指麻木发胀感，为血郁而经络失荣故也。③疲倦气短、舌淡红、边有齿印，为气虚之征。④辨证为气阴两虚，兼有肝郁气滞。⑤治疗以益气养阴、疏肝活血为法。⑥方中北柴胡、黄芩、党参、麦冬、五味子取小北柴胡汤、生脉散方义，益气养阴，疏肝解郁。熟地黄、山药、牡丹皮、酒萸肉取六味地黄丸方义，滋养肾阴；天麻、葛根平肝舒筋，益母草调经，加浙贝母散结，炙甘草调和诸药。

随访：服药后诸症减轻。

病案11

● 刘××，女，54岁。2022年9月8日初诊。

主因"肢体麻木半年"来诊。患者夜间睡眠时自觉肢体麻木不适，晨起活动后症状可自行缓解，无口干口苦，纳可，夜寐欠佳，小便尚调，大便溏。既往有右侧第一跖趾关节肿痛发作史，未经诊治。舌淡胖、边有齿印，苔薄白，舌下脉络曲张，脉细。

中医诊断：血痹（气阴两虚、瘀血内阻证）。

中医治法：益气养阴，活血通络。

处方：

熟地黄20g	黄芩15g	党参30g	北柴胡15g
山药30g	牡丹皮10g	麦冬15g	酒萸肉20g
桂枝10g	五味子10g	威灵仙20g	百合30g
当归10g	炙甘草5g		

共7剂，每日1剂，水煎服。

诊治思维：①患者因肢体麻木乏力来诊，属于《金匮要略》之"血痹"范畴。②舌淡胖、边有齿印，苔薄白，脉细，大便溏，提示气阴两虚。③舌下静脉曲张，为血瘀内阻的表现。④患者气阴两虚为主，故以小生六汤为基础方以益气养阴，加用桂枝、威灵仙、当归活血止痛通络，另患者夜寐欠佳，故加用百合安神。

随访：服药后肢体麻木减轻，夜寐改善。

病案12

● 徐×，男，47岁。2023年4月20日初诊。

因"反复左踝关节肿痛2月余"来诊。2023年3月2日开始出现左踝关节疼痛，于某村卫生院就诊，生化检查：肌酐127 μmol/L，尿酸471 μmo/L，对症处理后症状可临时缓解，其后症状反复。3月25日复查生化示：肌酐80.4 μmo/L，尿酸296 μmol/L。现左踝关节疼痛好转，伴泡沫尿，无腰痛，无血尿，无发热，大便调。舌淡红、苔薄、有裂纹，脉沉弦。

中医诊断：痹证（风湿热证）。

中医治法：清热利湿，祛风除痹。

处方：

百合30g	薏苡仁30g	盐牛膝30g	盐关黄柏10g
山药30g	赤芍10g	麸炒苍术10g	盐车前子15g
白茅根30g	路路通10g	威灵仙15g	广金钱草30g
炙甘草5g			

共7剂，每日1剂，水煎服。

诊治思维：①患者反复左踝关节肿痛，否认外伤史，结合辅助检查，考虑痛风性关节炎，中医属"痹证"范畴。②舌淡红，苔薄、有裂纹，脉沉弦，为风湿热证之征。③治应清热利湿，祛风除痹。④方选罗氏痛风汤加减，方中四妙散清利下焦湿热，盐车前子、白茅根、广金钱草利尿清热，使热邪从小便而解，重用百合、山药补益脾胃养阴清热，降尿酸；加威灵仙、路路通以增强通络止痛之功；炙甘草缓急止痛，调和诸药。

● 2023年5月11日二诊。

经治疗后，现患者左踝关节疼痛好转，水肿消退，无腰痛，小便仍有泡沫，无血尿，无发热，大便正常。舌淡红，苔薄、有裂纹，脉沉弦。辅助检查：尿常规示尿蛋白（＋）。

中医诊断：痹证（风湿热证）。

中医治法：固本扶正，佐以清热利湿，祛风除痹。

处方：

麦冬15g	黄芩15g	党参30g	煅牡蛎30g（先煎）
北柴胡15g	山药30g	牡丹皮10g	五味子10g
酒萸肉20g	荆芥穗10g	益母草30g	茵陈30g
粉萆薢20g	熟地黄20g	炙甘草5g	

共14剂，每日1剂，水煎服。

诊治思维：①患者关节疼痛好转、肿胀消退，提示经治疗后病情好转。②痛风病急性期以祛邪为主，治应清热利湿、宣痹止痛，患者症状缓解后，当以扶正为主，巩固疗效，预防复发。③舌淡红，苔薄、有裂纹，脉沉弦，辨证为脾肾亏虚，气阴不足。④处方以自拟小生六汤化裁，方中合小北柴胡汤、生脉散、六味地黄汤方义，"精、气、神"同调，有补虚固本之效。另加荆芥穗、益母草、茵陈、粉萆薢清热利湿，祛风除痹，炙甘草调和诸药。

● **2023年6月8日三诊。**

病史同前，现左踝关节疼痛缓解，水肿消退，无腰痛，小便泡沫，无血尿，无发热，无咳嗽咯痰，无胸闷心悸，无腹痛腹泻等不适，大便调。舌淡红，苔薄、有裂纹，脉弦缓。辅助检查：5月11日尿常规，巨幼细胞150mg/L。

中医诊断： 痹证（气阴两虚兼有湿热）。

中医治法： 益气养阴，兼清湿热。

处方：

北柴胡15g	黄芩15g	党参30g	熟地黄20g
麦冬15g	山药30g	牡丹皮10g	五味子10g
酒萸肉20g	茵陈20g	百合20g	广金钱草30g
益母草30g	炙甘草5g		

共14剂，每日1剂，水煎服。

诊治思维： ①经治疗后患者左踝关节疼痛缓解，水肿消退，湿热之象减轻，舌淡红、苔薄、有裂纹为气阴两虚之象，小便泡沫、脉弦缓为湿热内蕴之象。②治应益气养阴，兼清湿热。续以小生六汤补肾调肝，益气养阴，加广金钱草、茵陈清热利湿，百合降尿酸，益母草消蛋白，辨证与辨病相结合。

● **2023年6月22日四诊。**

经治疗，现左踝关节疼痛好转，水肿消退，无腰痛，小便泡沫，无血尿，无发热，无咳嗽、咳痰，无胸闷、心悸，无腹痛、腹泻等不适，大便正常。舌淡红，苔薄、有裂纹，脉沉弦。辅助检查：6月8日肝功能6项、肾功能7项未见异常，尿酸290μmol/L。

中医诊断： 痹证（风湿热证）。

中医治法： 清热利湿，祛风除痹。

处方：

北柴胡15g	黄芩15g	党参30g	熟地黄20g
麦冬15g	山药30g	牡丹皮10g	五味子10g
山茱萸20g	苦杏仁10g	百合20g	广金钱草30g
茵陈20g	益母草30g	粉萆薢30g	制何首乌20g
炙甘草5g			

共14剂，每日1剂，水煎服。

诊治思维：①初诊为痛风，用痛风汤后疼痛减轻。现仍见泡沫尿，舌淡红，苔薄、有裂纹，脉沉弦，为风湿热痹之证。治应清热利湿，祛风除痹。②痛风类疾病，与饮食、生活习惯息息相关，患者为中年男性，当进行慢性病管理，加强运动，清淡饮食，以防复发。③方用小生六汤益气养阴以固本，加百合安神，广金钱草、茵陈、粉萆薢清热利水除湿，益母草活血利水，制何首乌、苦杏仁以通腑泄浊。

病案13 ❧

● 徐××，男，17岁。2023年6月8日初诊。

因"发现血尿酸升高1年"来诊。间有跖趾关节疼痛，夏天皮肤潮红瘙痒，纳眠可，二便调。舌淡红，苔薄白，脉弦缓。

中医诊断：痹证（湿热内蕴证）。

中医治法：清热利湿。

处方：

盐关黄柏10g	百合30g	薏苡仁30g	盐牛膝30g
山药30g	赤芍10g	麸炒苍术10g	盐车前子15g
广金钱草30g	白茅根30g	茵陈20g	炒苍耳子10g
苦杏仁10g	炙甘草5g		

共14剂，每日1剂，水煎服。

诊治思维：①患者1年前发现血尿酸升高，间有跖趾关节疼痛，中医诊断为痹证。②夏天皮肤潮红瘙痒，舌淡红，苔薄白，脉弦缓，属湿热内蕴证。③湿热痹病当清热祛湿，通络止痛。④本方是以四妙散加味的痛风汤（罗仁经验方）化裁。方中百合含天然秋水仙碱，有助于降低尿酸而治痛风；盐关黄柏、薏苡仁、麸炒苍术、盐车前子、广金钱草、白茅根、茵陈清热祛湿，有助于降尿酸、降血脂，病证结合，标本同治；佐以炒苍耳子祛风止痒，苦杏仁通调水道。

随访：服药后痛风未发作。

病案14

● 黄××，女，49岁。2023年6月8日初诊。

因"上肢关节疼痛半年"来诊。半年前感染新冠病毒后开始出现上肢关节疼痛，晨僵，以右侧掌指关节为主，月经两月一次，多汗，不耐寒热，大便不调，小便调，眠可。舌淡红、有齿印、苔薄白，脉沉弦。辅助检查：甘油三酯3.68 mmol/L。

中医诊断：痹证（气阴两虚证）。

中医治法：益气养阴。

处方：

北柴胡15g	黄芩15g	党参30g	熟地黄20g
麦冬15g	山药30g	牡丹皮10g	五味子10g
酒萸肉20g	白芍15g	浮小麦30g	益母草30g
桂枝15g	炙甘草5g		

共7剂，每日1剂，水煎服。

诊治思维：①患者女，49岁，半年前感染新冠病毒后开始出现上肢关节疼痛（右侧掌指关节为主），伴晨僵，属痹证。②月经两月一行，多汗，不耐寒热，大便不调，舌淡红、有齿印、苔薄白，脉沉弦，当属气阴两虚证。③治应益气养阴。④方以小生六汤调治五脏，养气益阴，佐以浮小麦、桂枝温阳敛汗，益母草、白芍补血调血。

●胡××，男，33岁。2023年6月22初诊。

因"右侧跖趾关节疼痛2年"来诊。2年前开始出现右侧跖趾关节疼痛，检查发现血尿酸升高，胃纳可，睡眠欠佳，二便可，舌边红、苔薄黄，脉弦。辅助检查：尿酸680.2μmol/L

中医诊断：痹证（湿热证）。

中医治法：清利湿热。

处方：

百合30g	盐关黄柏10g	盐牛膝30g	山药30g
赤芍10g	炒苍术10g	盐车前子15g	广金钱草30g
白茅根30g	炒薏苡仁30g	苦杏仁10g	桔梗10g
茵陈30g	蒸陈皮10g	炙甘草5g	

共7剂，每日1剂，水煎服。

诊治思维：①患者为青年男性，更应加强教育，以防复发。②本案使用自拟痛风汤化裁，以四妙散（治风湿热痹方）加广金钱草、白茅根清热利湿，苦杏仁、桔梗、蒸陈皮宣肺健脾润肠，促进肠道排毒，脾主水湿运化也。加百合、山药培补脾肺，盐车前子利尿，亦有助于降尿酸，赤芍活血利水，运行气血。

随访：服药后关节疼痛缓解。

（三）颤证

病案

●列××，男，55岁。2022年6月23日初诊。

因"四肢不自主运动1年，加重1周"来诊。患者休息时常伴有四肢不自主运动，未经系统诊疗，1周前症状加重，夜间睡眠时四肢不自主运动，口干口苦，纳眠一般，小便少，大便尚调。既往有慢性肾脏病5期病史，现维持透析治疗。查体：四肢肌力、肌张力正常，生理反射存在，病理反射未引出。舌淡胖、边有齿印，苔薄白、有裂纹，脉弦数。

中医诊断： 颤病（气阴两虚证）。

中医治法： 益气养阴，柔肝息风。

处方：

麦冬15g	黄芩15g	党参30g	牡蛎30g（先煎）
北柴胡15g	山药30g	牡丹皮10g	五味子10g
酒萸肉20g	龙骨30g（先煎）		熟地黄20g
炙甘草5g			

共7剂，每日1剂，水煎服。

诊治思维： ①男性，55岁，慢性肾脏病5期，维持血液透析状态，正气已虚。②四肢不自主运动，为颤病。③舌淡胖、边有齿印为气虚，口干口苦为阴虚，证属气阴两虚，虚风内动而手足颤抖。④以自拟小生六汤益气养阴，扶正固本，加龙骨、牡蛎平肝潜阳、镇静安神。

● **2022年7月7日二诊。**

服药后四肢不自主运动症状明显缓解，时有小腹隐痛，痛时有便意，口苦，无呕吐，无腹胀，纳眠一般，小便少，大便日行一次。有慢性肾脏病5期病史，目前维持透析治疗。查体：四肢肌力、肌张力正常，生理反射存在，病理反射未引出。舌淡胖、边有齿印，苔白腻，脉弦。

中医诊断： 虚劳（肝郁脾虚兼湿浊内困证）。

中医治法： 疏肝健脾，化湿祛浊。

处方：

党参30g	茯苓15g	黄芩15g	豆蔻10g（后下）
蒸陈皮20g	麸炒白术20g	苦杏仁10g	薏苡仁30g
北柴胡15g	姜半夏10g	炙甘草5g	

共7剂，每日1剂，水煎服。

诊治思维： ①初诊因四肢不自主运动1年来诊，服用小生六汤加龙骨、牡蛎1周即明显缓解。②本次复诊，以小腹隐痛为主诉。因患者原有尿毒症，仍在透析状态，故改为虚劳病论治。③舌淡胖、边有齿印为脾虚，弦脉主肝郁，苔白腻乃湿浊内困，故辨证为肝郁脾虚兼湿浊（湿毒）内困证。④治应疏肝（小北柴胡汤）、健脾（四君子汤）加三仁（苦杏仁、薏苡仁、豆蔻），三方合用，标本同治。

● 2022年7月21日三诊。

患者因四肢不自主运动1年复诊。经治疗后四肢不自主运动症状明显缓解，小腹隐痛减轻，口苦，无呕吐，无腹胀，纳眠一般，小便极少，大便日行一次。维持透析治疗。查体：四肢肌力、肌张力正常，生理反射存在，病理反射未引出。舌淡胖、边有齿印，苔白腻，脉弦。

中医诊断：虚劳（脾虚湿困证）。

中医治法：健脾化湿。

处方：

蒸陈皮10g	姜半夏10g	党参30g	麸炒白术20g
茯苓15g	茵陈30g	百合30g	制何首乌30g
炙甘草5g			

共7剂，每日1剂，水煎服。

诊治思维：①慢性肾脏病、血液透析患者，初诊时四肢不自主运动1年，症状已明显缓解。②二诊诉小腹隐痛，用药后亦减轻。③三诊诉小腹隐痛减轻，口苦、舌淡胖、边有齿印、苔白腻、脉弦，为脾虚湿困之征。④方用陈夏六君子汤健脾化湿和胃，加茵陈、百合、制何首乌除湿通腑，降尿酸、降肌酐而祛湿浊之毒。⑤血液透析患者尤应重视胃气，"有胃气则生"。

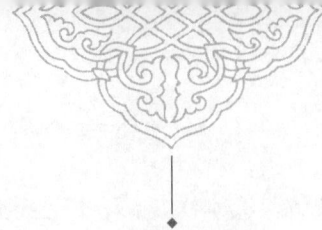

八、其他病证

（一）月经病

病案1

● 郭××，女，39岁。2022年2月24日初诊。

因"月经量多1年余"来诊。月经量多，有血块，经期头晕头痛，持续约2周，前额痛为主；饭后易发荨麻疹，每周3次，出现在四肢为主，瘙痒，见红色风疹团。易感冒。2021年1月5日，生二胎。LMP为2022年2月3日。舌淡红，脉沉弦。

中医诊断：月经类病（气血两虚证）。

中医治法：补益气血。

处方：

黄芪30g	麸炒白术15g	党参30g	当归5g
益母草30g	醋香附10g	红花5g	防风10g
百合30g	盐菟丝子30g	炙甘草5g	

共14剂，每日1剂，水煎服。

诊治思维：①以月经量多伴血块来诊，属于月经病。②已病1年，舌淡红，脉沉弦，面色无华，为气血亏虚之候。③方以黄芪、麸炒白术、党参、当归益气养血，益母草、醋香附、红花调经化瘀，平素体虚易感冒，故在黄芪、麸炒白术之上，再加防风为玉屏风之意，固表实卫；加盐菟丝子固肾，加百合养心安神抗焦虑。

● 2022年3月24日二诊。

刻下症见：夜寐欠佳，小便黄，口干，肠鸣腹泻，大便每天3～4次，仍有四肢瘙痒，LMP为3月4日，月经量多，有血块（＋），月经第三天小腹痛，经量增加，经期头晕头痛，持续约2周，前额痛为主。舌淡红，苔薄白，脉弦细。

中医诊断：头痛（寒热错杂证）。

中医治法：平调寒热。

处方：

北柴胡15g	黄芩15g	党参30g	麸炒白术20g
桂枝15g	干姜10g	白芍15g	炒酸枣仁30g
荷叶10g	茯苓15g	益母草30g	炙甘草5g

共14剂，每日1剂，水煎服。

诊治思维：头晕、口干为热，肠鸣、腹泻属寒，寒热错杂，故以北柴胡汤、理中汤、苓桂术甘汤合方应用，佐用益母草调经，炒酸枣仁安神。

病案2

● 张××，女，46岁。2022年1月13日初诊。

主因"月经过多4年"来诊。月经过多，颜色淡，经期10余天，经后期淋漓不尽，伴乏力、头晕、少气、疲劳、腰酸，纳眠可，大便正常。舌淡、边有齿印，苔薄白，脉细弱、尺脉沉。

中医诊断：月经过多（气血两虚证）。

中医治法：益气生血。

处方：

川芎5g	阿胶10g	黄芪30g	麸炒白术15g
党参30g	益母草30g	当归5g	醋香附10g
炙甘草5g			

共7剂，每日1剂，水煎服。

诊治思维：①患者主因"月经过多4年"来诊，中医诊断为月经过多。②月经过多为气不摄血之象，颜色淡、舌淡为血虚之象，经后期淋漓不尽兼有瘀血内阻，乏力、头晕、少气、疲劳、脉细弱为气血两虚、机体失养之象，舌边有齿印、腰酸、尺脉沉，病位在脾肾，故辨证为气血两虚。③有形之血难以速生，治应益气生血。④以黄芪、麸炒白术、党参补中益气以生血、摄血，当归补血活血，川芎、益母草、醋香附活血调经，炙甘草调和诸药。

● **2022年4月7日二诊。**

经治疗后患者自觉精神好转，现月经量较前少，颜色淡、伴瘀血块，经期10余天，经后期淋漓不尽，餐后有肠鸣，腰酸，纳眠可，大便正常，LMP为3月25日。舌淡、边有齿印，苔薄白，脉细弱、尺脉沉。

中医诊断： 月经过多（脾虚证）。

中医治法： 疏肝健脾，益气调经。

处方：

茯苓15g	桂枝10g	麸炒白术15g	北柴胡15g
黄芩15g	党参30g	益母草30g	醋香附10g
黄芪30g	当归5g	炙甘草5g	

共14剂，每日1剂，水煎服。

诊治思维： ①女性，月经过多，舌淡、有齿印，脉细弱，辨证为脾气虚证，脾统血也，故用黄芪、党参、当归益气健脾补血。②伴见肠鸣，《金匮要略》云"其人素盛今瘦，水走肠间，沥沥有声，谓之痰饮"，而"心下有痰饮，胸胁支满，目眩，苓桂术甘汤主之"。③患者处于更年期，以小北柴胡汤加益母草、醋香附以疏肝解郁，理气调经。

病案3

● 吴××，女，37岁。2022年8月11日初诊。

因"经前头痛2月"来医院就诊。近2个月来，经前3天开始左颞、枕部刺痛，症状持续至月经干净，伴面部痤疮、睡眠差、畏寒，喜热饮。舌红、边有齿印，脉弦。

中医诊断： 经行头痛（风热证）。

治法： 疏风清热，调经止痛。

处方：

北柴胡15g	桑叶20g	党参30g	益母草30g
醋香附10g	苦杏仁10g	白芍15g	炒酸枣仁30g
连翘20g	炙甘草5g		

共7剂，每日1剂，水煎服。

诊治思维： ①月经前3天头痛，头为巅顶之上，唯风可至，故属风。②伴有面部痤疮，舌红，脉弦，亦为风热上壅。③方以北柴胡、桑叶、苦杏仁、连翘疏风清热解毒，益母草、醋香附、白芍调经止痛，睡眠不佳，佐以炒酸枣仁。④平素怕冷、喜热饮，乃阳虚体质，待头痛缓解后再行调理体质为佳。

随访： 服药后头痛缓解，睡眠改善。

病案4

● 董××，女，51岁。2022年8月11日初诊。

主因"右中指指间关节活动受限2月"来诊。患者无明显诱因，晨起右中指指间关节出现活动受限，症状持续数秒缓解，指尖麻木，无疼痛，大小鱼际肌肉无萎缩，无畸形，纳眠可，二便调。已停经1年。舌淡、有裂纹，脉沉细。辅助检查：6月25日于外院查小便常规示，尿潜血（＋）；B超示脂肪肝，甲状腺结节，乳腺结节。

中医诊断： 围绝经期诸症（肝郁证）。

中医治法： 疏肝解郁。

处方：

北柴胡15g	黄芩15g	党参20g	瓜蒌仁10g
苦杏仁10g	侧柏叶30g	茵陈15g	山药20g
菟丝子15g	炙甘草5g		

共14剂，每日1剂，水煎服。

诊治思维：①患者以右手中指指间关节活动受限2月来诊，无风湿病史，未做特殊治疗，嘱用红花油之类药物外搽即可。②已停经1年，舌淡红，有裂纹，脉沉细，为气阴两虚体质。③外院查尿常规示：尿潜血（＋），B超示脂肪肝，甲状腺结节，乳腺结节，亦为结节增生型体质，与肝气郁滞有关。④治以小北柴胡汤疏肝理气解郁，党参、山药、菟丝子益气养阴，瓜蒌仁宽胸散结，茵陈祛湿降脂护肝，侧柏叶治尿潜血，苦杏仁宣肺而通调百脉（筋脉）。

（二）湿疮

病案1

● 罗×，男，37岁。2022年5月26日初诊。

因"阴囊大腿内侧瘙痒4年"来诊。患者阴囊大腿内侧瘙痒4年，现伴胃脘不适，双手震颤，无发热，无鼻塞流涕，无咳嗽咳痰等，小便黄，大便溏，纳眠欠佳。舌淡，苔薄白、有齿印，脉弦。查体见大腿内侧红斑，腰背散在红疹。

中医诊断：湿疮（湿热证）。

中医治法：清热除湿。

处方：

黄柏10g	连翘20g	防风10g	煅牡蛎30g（先煎）
荆芥穗15g	麸炒苍术10g	地肤子10g	炒酸枣仁20g
苦杏仁30g	薏苡仁30g	侧柏叶10g	白鲜皮30g

共7剂，每日1剂，水煎服。

诊治思维：①阴囊及双大腿内侧湿疹，瘙痒4年，为湿毒下注。②小便黄、大便溏，舌淡、边有齿印，脉弦，乃脾虚而湿热之候。③诊断为湿疮（湿热证），当以清热祛湿为主，以荆芥穗、防风祛风，风药以胜湿，引邪透表。侧柏叶、黄柏、麸炒苍术、地肤子、白鲜皮、薏苡仁清热祛湿解毒。病在皮肤，肺主皮毛，故加苦杏仁宣通肺气；煅牡蛎、炒酸枣仁安神镇潜止痒。

● 2022年6月23日二诊。

经治疗后，患者阴囊大腿内侧瘙痒较前好转，伴胃脘不适，双手震颤，无发热，小便黄，大便调，纳眠欠佳。查体：大腿内侧红斑，腰背散在红疹。舌淡红，苔薄白、有齿印，脉弦。

中医诊断：湿疮（湿热证）。

中医治法：清热除湿止痒。

处方：

黄柏10g	连翘20g	防风10g	煅牡蛎30g（先煎）
荆芥穗15g	麸炒苍术10g	地肤子10g	白鲜皮30g
当归10g	黄芪30g	薏苡仁30g	炒酸枣仁20g
苦参15g	苦杏仁30g	侧柏叶10g	

共7剂，每日1剂，水煎服。

诊治思维：①复诊，病情稳定，有好转。②暂不更方，仍守原方加味。③阴部大腿内侧瘙痒，乃湿热下注，但舌淡红、有齿印，为气血不足之候，故用黄芪、当归益气养血，治本之道；加苦参增强燥湿止痒之功。

病案2

● 姚××，女，55岁。2023年3月23日初诊。

因"双上肢、右肩皮疹瘙痒2月"来诊。现双上肢、右肩皮疹瘙痒，色素沉着，咳嗽，咽痒，无咽痛，无发热。舌暗红，苔黄，脉沉弦。

中医诊断：湿疮（阴虚血热证）。

中医治法：养阴凉血，疏风止痒。

处方：

地肤子30g	白鲜皮30g	荆芥穗10g	熟地黄15g
山药30g	侧柏叶30g	苦杏仁10g	连翘20g
炙甘草5g			

共7剂，每日1剂，水煎服。

诊治思维：①皮肤皮疹瘙痒，伴见色素沉着，当属中医湿疮范畴。②舌暗红、苔腻，脉沉弦，为阴虚血热表现。③治应养阴凉血，疏风止痒。④方中地肤子、白鲜皮、荆芥穗、连翘疏风止痒，熟地黄、山药滋阴健脾，侧柏叶凉血止痒，苦杏仁宣通肺气，炙甘草调和诸药。

（三）痤疮

病案

● 刘××，男，14岁。2022年7月21日初诊。

主因"面部痘疮1年余"来诊。现面部痘疮，左侧颧部、左鼻翼根部明显，纳眠可，二便调。舌淡红，苔薄白、偏润，脉细。

中医诊断：痤疮（风热证）。

中医治法：疏风清热，解毒消疮。

处方：

荆芥穗10g	连翘15g	黄芩15g	蒲公英30g
防风10g	苦杏仁10g	金银花10g	玄参10g
炙甘草5g			

共7剂，每日1剂，水煎后内服与外洗各半。

诊治思维：①青少年男性，面部痘疮来诊。②舌淡红、苔薄白，脉细。③从风热论治，方以荆芥穗、连翘、黄芩、蒲公英、防风、金银花疏风清热，消疮解毒；苦杏仁、玄参宣肺凉血。④肺主皮毛，头面痤疮之类病症多从风热论治及从肺论治。⑤每日1剂中药，煎为200mL，内服与外洗各一半，内外合用，效果更好，起效更快。

随访：中药内服、外洗后，痘疮明显减少。

（四）疳病

病案 ❧

● 王××，男，6岁6个月。2022年8月25日初诊。

因"纳呆3年余"来诊。平素纳差，偏爱零食，身高、体重未达标，大便先硬后软，偶有血丝，舌淡红，苔薄白，脉细弱。

中医诊断：疳病（脾气虚证）。

中医治法：健脾益气，消积化疳。

处方：

党参15g	炒白术5g	蒸陈皮5g	姜半夏5g
神曲10g	山药15g	炒麦芽20g	制何首乌15g
稻芽20g	荷叶5g	炙甘草5g	

共14剂，每日1剂，水煎服。

诊治思维：①因患儿纳呆3年余来诊，中医诊断为疳病。②疳者干也，是指病见气液干涸，体形干瘪消瘦的临床特征。由于本病起病缓慢，病程较长，迁延难愈，严重影响患儿生长发育，故前人视之为恶候，被列为儿科四大要证之一。患者偏爱零食肥甘厚腻之品，以致食积内停，积久成疳，影响发育，身高、体重未达标。大便先硬后软是胃强脾弱表现，舌淡红、苔薄白，脉细弱是脾气虚弱之候。③治法：健脾益气，消积化疳。④方以陈夏六君子汤加减，党参、炒白术、蒸陈皮、山药健脾益气，神曲、炒麦芽、稻芽消食化积，姜半夏、荷叶化浊祛痰，制何首乌润肠通便，炙甘草调和诸药。

随访：服药后胃纳改善。

（五）喉痹

病案1 ❧

● 赖××，男，53岁。2022年8月11日初诊。

因"发现蛋白尿11年，咽部不适1月"来诊。患者8岁即确诊急性肾炎，诉已治愈。2011年起，每年体检查尿常规均提示尿蛋白（＋），未坚持系统治疗。近1个月，自觉咽喉不适、鼻塞流涕、嗅觉减退。舌淡、有齿印，脉沉弦。辅助检查：7月28日于广州某医院查尿常规示，尿蛋白（＋）；B超示双肾无异常。

中医诊断：喉痹（风热犯肺证）。

中医治法：疏风清热，宣肺解毒。

处方：

北柴胡15g	黄芩15g	党参15g	炒苍耳子10g
荆芥穗10g	连翘20g	益母草30g	苦杏仁10g
炙甘草5g			

共14剂，每日1剂，水煎服。

诊治思维：①患者8岁时患急性肾炎，当时应已治愈。②2011年体检时发现蛋白尿，未做病理活检，B超示双肾大小正常，故考虑为慢性肾脏病。③本次就诊诉咽喉不适，鼻塞流涕，舌淡红，属于上感，乃风热犯肺所致。④方以小北柴胡汤合炒苍耳子、荆芥穗、连翘、苦杏仁疏风宣肺解毒，佐以益母草活血利水消除尿蛋白，防其旧疾复发。

随访：服药后诸症缓解。

病案2

● 赵××，男，32岁。2023年3月23日初诊。

因"咽喉不适半年"来诊。现咽喉不适，口干，口涩，眠差，无咳嗽、咯痰，无发热。既往有反流性食管炎病史，吸烟史10年，每天1包。舌淡、有齿印，苔腻，脉弦细。

中医诊断：喉痹（少阳证类）。

中医治法：和解少阳，利咽除痹。

处方：

北柴胡15g	黄芩15g	党参20g	桔梗10g

210

苦杏仁10g　　　法半夏10g　　　茵陈30g　　　　淡竹叶10g

百合10g　　　　炙甘草5g

共7剂，每日1剂，水煎服。

诊治思维：①患者主因"咽喉不适半年"来诊，属中医喉痹范畴。②缘患者平素肝气不疏，少阳枢机不利，长期吸烟，湿热结于咽喉，久久发为本病，口干口涩为湿热内蕴之象，眠差为热扰心神之象，舌淡、有齿印、苔腻为脾虚湿蕴之象，脉弦细为肝气郁结之象。③治应和解少阳，利咽除痹。④以北柴胡、黄芩疏肝解郁，党参补脾益气，桔梗利咽，苦杏仁宣肺，法半夏燥湿化痰，茵陈清热利湿，淡竹叶利尿除烦，百合清心安神，炙甘草调和诸药。

随访：服药后，咽喉不适、口干减轻。

病案3

● 邹××，男，33岁。2023年4月6日初诊。

患者因"反复咽喉不适半月余"来诊。慢性咽炎病史，自觉近半个月来咽喉不适，无鼻塞流涕，无咳嗽，偶有咯痰，口干，小便偏黄，大便偏干。既往有慢性乙型肝炎病史。舌边红、有齿印，苔薄少、偏腻，脉弦细。

中医诊断：慢喉痹（肺阴虚证）。

中医治法：养阴清肺，行气化痰。

处方：

桔梗10g　　　　苦杏仁10g　　　桑叶15g　　　　黄芩15g

金银花15g　　　法半夏10g　　　姜厚朴10g　　　浙贝母15g

百合30g　　　　炙甘草5g

共7剂，每日1剂，水煎服。

诊治思维：①患者有慢性咽炎病史，近期咽部不适，无鼻塞流涕、咳嗽等外感征象，中医诊断为慢喉痹。②患者口咽干燥、小便黄，大便干，舌红、苔少，脉弦细，为肺阴虚之象。③治疗以养阴清肺、行气化痰为法。④方中桔梗宣肺利咽，金银花清热疏散兼能透表，桑叶疏风止痒，苦杏仁肃肺又与桑叶合用以增强润肺之功，法半夏、姜厚朴、浙贝母化痰宽胸理气，黄芩清热燥湿、泻火解毒，佐以百合养肺阴、退虚热，加炙甘草调和诸药。

随访： 服药后咽喉不适缓解。

病案4

● 赖××，女，59岁。2023年4月20日初诊。

因"咽痒、口干6月"来诊。6个月前开始出现咽痒、口干，口水带有血丝，间有胸闷，纳眠可，二便调。既往有高血压、糖尿病、冠心病病史。查体：心肺无异常。舌淡红、有齿痕，脉细。3月18日CT胸部平扫示：①右肺奇叶形成，右肺奇叶炎症，较前相仿。②右肺下叶背段及右肺下叶前基底段结节，请随诊。③左肺下叶少许纤维灶同前。

中医诊断： 慢喉痹（痰气交阻）。

中医治法： 宣肺利咽，化痰散结。

处方：

桔梗10g	苦杏仁10g	荆芥穗10g	北柴胡15g
黄芩15g	党参30g	侧柏叶20g	荷叶10g
姜厚朴10g	浙贝母20g	炙甘草5g	

共14剂，每日1剂，水煎服。

诊治思维： ①患者因"咽痒、口干6月"来诊，诊断为慢喉痹。②患者平素思虑过多，忧思伤脾，痰湿内生，阻滞气机，痰气交阻，咽喉不利，发为喉痹，久蕴化热，伤津耗液、灼伤肺络，故见口干、脉细、口水带有血丝。胸闷、肺结节为痰气阻结之象，舌淡红、有齿痕为脾虚之象。③治以宣肺利咽、化痰散结为法。④方药自拟，以桔梗祛痰利咽；荷叶升清，苦杏仁、姜厚朴下气除满，升降并举，调畅气机；荆芥穗宣肺疏风；北柴胡、黄芩疏肝理气；党参补脾益气；侧柏叶凉血止血；浙贝母化痰散结；炙甘草调和诸药。

随访：服药后诸症减轻。

（六）肥胖病

病案

●刘××，女，56岁。2022年9月8日初诊。

因"发现血脂偏高1周"来诊。1周前患者体检发现血脂异常，诊见体形肥胖，纳可，疲乏多寐，小便尚调，大便难，舌淡、边有齿印，苔薄少、见裂纹，脉沉弦。辅助检查：肝功能检查，谷丙转氨酶39μmol/L，肌酶激酶：279IU/L，血脂检查，总胆固醇5.7mmol/L。

中医诊断：肥胖病（痰湿内蕴证）。

中医治法：燥湿化痰，健脾益气。

处方：

蒸陈皮10g	姜半夏10g	麸炒白术10g	茯苓15g
制何首乌30g	荷叶10g	山药30g	茵陈30g
丹参15g	益母草30g	炙甘草5g	

共7剂，每日1剂，水煎服。

诊治思维：①因"发现血脂偏高1周"来诊，中医诊断为肥胖病（痰湿内蕴证）。②痰湿是指由外感或者内因等致使脾胃气虚，脾脏不能运化水湿，形成痰湿。停滞日久则形成痰浊，痰浊形成后又阻碍气机的输布，使得气滞、湿阻更为严重。因此痰湿不仅是病理产物，其本身也是致病因素。水湿停聚，故肢体肥胖、困重，气机运行不畅，动则耗气，故见疲乏，湿浊内蕴，蒙蔽头面清窍，故多寐。苔薄少、见裂纹，脉沉弦，是痰湿内蕴之候。③治法：燥湿化痰，健脾益气。④以麸炒白术、茯苓、山药健脾益气，茵陈清热利湿，丹参、益母草活血调经，蒸陈皮、姜半夏、荷叶化浊祛痰，制何首乌润肠通便，炙甘草调和诸药。

随访：服药后疲乏减轻，大便每日2～3次，体重较前下降。

（七）发育迟缓

病案

● 陈××，男，11岁5个月。2022年3月18日初诊。

因"身高125cm发育迟缓"来诊。现身高125cm，发育迟缓，无头晕头痛，胃纳一般，睡眠可，小便可，便秘，约每周1次，舌淡红，脉缓。

中医诊断：发育迟缓（肾虚证）。

中医治法：益肾健脾，填精补髓。

处方：

北柴胡15g	黄芩15g	党参30g	熟地黄20g
麦冬15g	山药30g	牡丹皮15g	醋五味子10g
酒萸肉20g	炒稻芽10g	枸杞子15g	盐菟丝子15g
金樱子15g	建曲10g	炙甘草5g	

共28剂，每日1剂，水煎400mL，分早晚2次温服。

嘱均衡多样化饮食，保证充足睡眠，避免熬夜，多参加体育活动。门诊随诊。

诊治思维：①小儿男性，慢性病程，以"身高125cm发育迟缓"为主要表现，属发育迟缓范畴。②按照正常儿童身高体重计算公式，身高（cm）=年龄（岁）×6+80，其正常范围在标准值上下2个标准差之内，即正常身高应为132.1～158.9cm，患儿125cm低于标准。肾为先天之本，《素问·上古天真论》云："丈夫八岁，肾气实，发长齿更；二八，肾气盛，天癸至，精气溢泻……八八，则齿发去。"故肾为生长发育的原动力，肾气充盛，则生长发育正常，齿坚发泽，骨壮有力，脏腑功能正常；肾气亏虚，则生长发育迟缓，五软五迟，或齿脱发落，过早衰老，脏腑功能减退。脾胃为后天之本，运化水谷精微，《医门棒喝》曰："脾胃之能生化者，实由肾中元阳之鼓舞，而元阳以固密为贵，其所以能固密者，又赖脾胃生化阴精以涵育耳。"该患儿先天之本不足，不能温养脾精，脾精不充，进而脾肾亏虚，水谷精微运化失调，故见纳一般，发育迟缓，便秘。舌淡红，脉缓，均可佐证。③治应益肾健脾，填精补髓。④方药以小生六汤加味，此方遵小北柴胡汤、生脉散、六味地黄丸三方之意和合而成。方中北柴胡苦平，入肝经、胆经，疏肝解郁；熟地黄滋阴补肾，填精益髓；党参补脾肺气，生津；三者合用，补肾调肝，益气养阴，重用为君。山药气阴双补，平补三焦；酒萸肉补益肝肾，收敛固涩，与熟地黄配伍，为"六味地黄"之意。麦冬甘寒养阴清热，醋五味子酸温敛阴，二者与党参合用为"生脉散"之意，益气生津，此五药配伍为臣。佐以牡丹皮、黄芩清热凉血燥湿，清除郁热虚热，黄芩与北柴胡又为"小北柴胡"之意。炙甘草益气补脾，调和诸药为佐使。患者胃纳一般，予建曲、炒稻芽消食开胃；又因该患者先天不足，予枸杞子、盐菟丝子、金樱子加强滋肾固精功效。诸药合用，共奏益肾健脾、填精补髓之功。

● **2022年5月20日二诊。**

患者身高127cm，发育迟缓，胃纳欠佳，睡眠可，小便正常，现无便秘。舌淡红、苔薄白，脉细。

中医诊断、中医治法同前。

处方：

北柴胡15g	黄芩15g	党参30g	熟地黄20g
麦冬15g	醋五味子10g	山药30g	酒萸肉20g
荷叶5g	枸杞子15g	金樱子15g	盐菟丝子15g
建曲10g	陈皮5g	炒白术10g	炙甘草5g

共14剂，每日1剂，水煎400mL，分早晚2次温服。

诊治思维： 患者病情较前好转，2个月时间长高2cm，现无便秘，胃纳欠佳，前方去牡丹皮、炒稻芽，加炒白术、陈皮、荷叶，在益肾健脾、填精补髓基础上加强健脾行气之功。

● 2022年6月24日三诊。

胃纳一般，无口干，睡眠可，大便正常，舌淡红，脉细。

中医诊断、中医治法同前。

处方：

北柴胡15g	黄芩15g	党参30g	醋五味子10g
麦冬15g	山药30g	熟地黄20g	酒萸肉20g
炒麦芽30g	枸杞子15g	荷叶5g	金樱子15g
建曲10g	炒白术10g	陈皮5g	盐菟丝子15g
炙甘草5g			

共14剂，每日1剂，水煎400mL，分早晚2次温服。

诊治思维： 患者病情稳定，现胃纳欠佳，加炒麦芽30g，在益肾健脾、填精补髓基础上加强消食之功。

● 2023年2月3日四诊。

胃纳差，睡眠可，二便正常，舌淡红，脉细。

中医诊断、中医治法同前。

处方：

北柴胡15g	黄芩15g	党参30g	熟地黄20g
麦冬15g	山药30g	醋五味子10g	酒萸肉20g
补骨脂20g	建曲10g	炒白术10g	陈皮5g
荷叶5g	炒麦芽30g	炒稻芽10g	炙甘草5g

共28剂，每日1剂，水煎400mL，分早晚2次温服。

诊治思维： 患者病情稳定，现胃纳差，用补骨脂代替金樱子、枸杞子、盐菟丝子益肾固精，加炒稻芽，在益肾健脾、填精补髓基础上加强消食之功。

● 2023年3月17日五诊。

病史同前，精神可，二便正常，脉缓，舌淡红。

中医诊断、中医治法同前。

处方：

北柴胡15g	黄芩15g	党参30g	熟地黄20g
麦冬15g	山药30g	醋五味子10g	酒萸肉20g
盐菟丝子15g	炒白术10g	陈皮5g	炒麦芽30g
炒稻芽10g	补骨脂20g	枸杞子15g	炙甘草5g

共28剂，每日1剂，水煎400mL，分早晚2次温服。

诊治思维： 患者病情稳定，现一般情况可，前方去建曲、荷叶，加枸杞子、盐菟丝子，在益肾健脾、填精补髓基础上加益肾之功。

● 2023年5月26日六诊。

病史同前，病情稳定，胃纳一般，舌淡胖，脉细弱。

中医诊断、中医治法同前。

处方：

北柴胡15g	黄芩15g	党参30g	熟地黄20g
麦冬15g	山药30g	醋五味子10g	酒萸肉20g
建曲10g	炒白术10g	陈皮5g	炒麦芽30g
炒稻芽10g	补骨脂20g	枸杞子15g	盐菟丝子15g
荷叶5g	炙甘草5g		

共28剂，每日1剂，水煎400mL，分早晚2次温服。

诊治思维： 患者病情稳定，现胃纳一般，前方加荷叶、建曲，在益肾、填精补髓基础上加强健脾化湿。

● 2023年8月11日七诊。

病史同前，发育迟缓，身高同前，体重30kg，纳差不欲饮食，大便尚可，睡眠可，舌淡红、有齿印，脉沉细。

中医诊断、中医治法同前。

处方：

北柴胡15g	黄芩15g	党参30g	熟地黄20g
麦冬15g	山药30g	醋五味子10g	酒萸肉20g
鹿茸片2袋	炒白术10g	陈皮5g	炒麦芽30g
炒稻芽10g	补骨脂20g	枸杞子15g	盐菟丝子15g
荷叶5g	建曲10g	炙甘草5g	

共28剂，每日1剂，水煎400mL，分早晚2次温服。

诊治思维： 现纳差不欲饮食，前方加鹿茸片2袋，在益肾健脾、填精补髓的基础上加强温补肾阳。

按： 本例为男性小儿，肾精亏虚，为虚证，治以小生六汤加味。本方本为治疗肝脾肾不足，气阴两虚导致疲劳乏力、虚损性疾病、亚健康状态等肝脾肾气阴两虚者。现加用枸杞子、盐菟丝子、鹿茸片、补骨脂等补肾固精之品治本，又配伍炒麦芽、炒稻芽、建曲对症消食开胃治标，陈皮、炒白术健脾行气，荷叶升发清阳，标本兼治。

下 篇

徒弟跟师体会摘录

一、罗仁教授"五四五"教学查房模式

罗仁教授从事中医工作40多年，热爱中医药事业，为军队和地方中医药事业的发展作出了一定成绩。罗教授曾被聘为南方医科大学中医药学院内科教研室主任，国家中医药管理局中医肾病重点学科带头人，国家食品药品监督管理总局中药新药临床研究机构中医肾病专业学科带头人；他也是中华人民共和国教育部中西医结合博士点（一级学科）肾病专业学科带头人，教授，主任医师，博士生导师，博士后合作教师。

罗老教学态度严谨、一丝不苟，擅长从全局着手，又善于通过言传身教，从细节处启发众学生，高屋建瓴之余，兼具细致入微。丰富的教学经验，对于身为教学医院的我院各位临床带教老师，具有很强的指导和示范作用。

我院刚刚通过"教学医院"评审，由于缺乏带教经验和系统的教学技能培训，许多带教老师的教学方式尚不是特别规范、系统，明明具有丰富的临床经验和理论知识，但查房过程中，往往不知道应该查什么、怎么查，也不知道应该讲什么、怎么讲，讲解散漫无序，教学效果不尽如人意。跟师罗老时，我发现罗老的"五四五"带教查房模式，提纲挈领、以简驭繁，起到规范带教、"授人以渔"的作用，非常值得推广借鉴。

具体而言，"五四五"指的是：五个查房步骤、四个内容、五个（治疗）方案。

"五"个查房步骤：一是汇报病史，二是补充问诊查体，三是检查病历，四是床边分析，五是医患沟通。即带教查房时，首先由主管医生汇报病史，带教老师根据患者主诉补充问病、查体，并检查主管医生病历书写的时效和质量，发现问题或缺漏及时指出和补充。针对患者病情进行床边分析讲解，最后进行医患沟通。

"四"个内容：指的是前面步骤中"床边分析"的四项具体内容，

包括病例特点、诊断和鉴别诊断、中医辨证分析、治疗方案的确立。该部分为临床查房教学的重点部分，通过对患者病例特点的归纳，得出具体诊断（包括中、西医诊断），再进行鉴别诊断，培养学生的临床思维。通过中医辨证分析，讲解带教者的辨证过程，对学生中医临证水平的提高具有实际的促进作用。最后确立治疗方案，将自身的临床治疗经验讲解传授给学生，让学生可以快速成长。

"五"个（治疗）方案：指的是查房步骤中"治疗方案"的内容，包括心理指导、运动指导、饮食指导、药物治疗指导和非药物疗法的应用指导。对患者心理状态进行评估与疏导，针对具体情况进行运动康复指导和饮食指导，再提出治疗的用药意见、治疗方案，最后结合中医特色疗法，运用非药物疗法，确立综合治疗方案。

"五四五"带教查房模式，是罗老几十年来临床诊疗和教学经验的总结，运用该模式查房，不仅形式规范、内容全面，且重点突出，又注重医患沟通，可操作性强，学生接受也快。这种模式不单适用于带教，在日常查房工作中也具有很强的指导和借鉴意义，值得我们学习和推广。

明师之恩，诚为过于天地，重于父母多矣。所在科室有幸成为罗老的中医文化传承基地，我能跟随罗老的中医传承步伐，实应感激医院给予的平台，我将不负所托，勇往前行。

（祝轩）

二、扎根中医

2021年10月15日，我有幸成为名老中医罗仁教授的弟子，跟师也有些时日，下面浅谈跟师一些体会。

很多人问我：为什么要学习中医？作为一名基层全科医生，我学习了20年西医，在面对基层常见病、多发病、慢性病等，如高血压、糖尿病、冠心病、脑血管疾病时，西医的常规治疗虽然能快速减轻症状，但是需长期服药，后期调理也存在不少难点，因此我希望通过学习中医，以中西医结合为突破口，切实提高自己的医疗水平。而中医是一门经验医学，讲究的是辨证论治，目前的跟师模式可以使自己少走很多弯路，对于现代医学，罗老师主张扎根中医，西为中用，中西医结合，有中医自信，更好地为辖区的群众生命健康保驾护航。

2022年3月24日，增城区首场中医药文化传播活动暨"大医精诚——中医名家走基层"（福和站）之中医医联体建设活动在我院举办，罗老师带领其增城的传承弟子、我院的医疗骨干在内科住院部进行教学查房。在教学查房中，罗老师运用望、闻、问、切认真查看患者，耐心为患者答疑解惑。同时开展现场教学，把诊疗过程中的重点、难点为现场医生进行讲解。在查房过程中，针对慢性肾衰竭的患者，罗老师指出"西医治疗肾脏疾病是对抗、等待、替代，而中医治疗是提高患者的生存质量"观点，可谓一语中的。通过此次教学查房，我对传统中医理念、五运六气理论指导临床诊疗有了初步了解，开拓了临床思路，对中医传统理论在临证中的作用有了更深刻的认识，同时从罗老师身上学到了严谨的工作态度和对事业精益求精的优良作风。

罗老师这种临床言传身教，不仅培养了我主动学习的能力，更培养了我的中医学思维方法，虽然现在我还有很多知识点不懂，但我相信跟随罗老师继续学习，我的中医经验也能慢慢累积起来。

（陈淑娴）

三、重视临床基础的训练与应用

临床教学查房是实践教学的重要环节，既可以促进学生将医学理论知识与临床实践相结合，培养学生独立观察、分析、处理问题等临床工作能力，也可以提高临床医师的教学水平和临床工作能力，实现教学相长。

第一次跟着罗老师到病房查房，是住院患者指名要求罗仁教授查房。当时，并没有给老师准备的时间，老师直接来到患者床边，一步步跟我们细说，边查房边和我们分析查房每一步骤的重点内容及意义，并总结归纳为"五四五"的教学查房模式，这让我不得不钦佩老师扎实的理论基础及丰富的教学经验。

在整个教学查房过程中，没有所谓的技巧，有的只是老师扎实的理论基础及丰富的临床经验。在询问病史这种简单步骤中，老师总能发现我们疏忽的情况，在查体的时候，老师发现了不少我们遗漏的体征，这让我深感愧疚。工作多年来，我自以为临床经验已算丰富，但有些时候还是忘记了最基本的东西。临床经验是可以积累、总结的，但基础理论及基本操作不能被轻视。罗老师就是我学习的榜样！

我一直认为，中医才是真正的全科，中药、针灸、推拿不应分家，这一点在罗老师身上得到了认证。在探讨治疗方案时，罗老师不仅对中药的理法方药进行了详细讲解，还专门介绍了艾灸、浴足等特色治疗，把中医经典融会贯通、灵活应用，从治病到调养，从饮食到运动，给患者进行了详细的教育指导，让患者大感佩服，也让我受益良多。

千里之行，始于足下，只有扎扎实实的基本功，方可练就炉火纯青的技术，今后我定当向老师努力学习，继续提升自我！

（单醒瑜）

四、程序与方法

《医案解读》是中医药学院安排给2019级中医学（名老中医传承班）的一门具有中医特色的课程，邀请各个传承班导师为我们讲解中医专家在临床上遇到的典型病案，传授他们临床看病的经验，带领我们在中医殿堂进一步探索前进。罗仁老师给我们讲的是《基于提高临床疗效的辨证论治的程序与方法》。

聆听罗老师精彩讲课后，我对病机辨证、"病—证—症"治疗、遣方用药、辨证论治等，均有了极大启发，对中医有了进一步的了解，书本教会了我们重要的基础知识，而老师讲授临床经验为我们指点了迷津。

传统的中医辨证方法包括八纲辨证、六经辨证、三焦辨证、卫气营血辨证、脏腑经络辨证等，方法各异，其中也不乏相通之处，老师总结出了病机辨证，通过最基本的因素去辨病，即辨病因、病位、病性、病势。

随着电脑的普及，很多医生按照病历模板去写主诉、现病史、既往史、处方等，这虽然便利了很多，但对于医学生或者新手医生来说很不友好，在没有电脑的条件下，很难开出合格的处方。在课堂上，老师极力强调处方的重要性，开出合格处方是作为一名医生的基本要求。第一次开处方时，我认为只要写出药物及其剂量就可以了，在老师的谆谆教导下，我逐渐完善了处方格式，掌握了处方的基本内容，但在未来很长一段时间内，我仍需努力学习，更准确地掌握药物的用量与用法。

从病案的治法用药上可以体现出罗老师对仲景经方的重视及运用，《伤寒杂病论》是第一部临床与理论相结合的著作，经历了近两千年的沉淀，被历代医家重视并运用于临床，至今仍在中医殿堂中占据重要位置，学者对其研究也层出不穷。

"千方易得，一效难求"，是这节课老师强调的重点，也是我们非常关注的地方，寒窗苦读，学医数载，就是想运用所学知识去治病救人，当自己开的方药对症取得良好疗效时，患者才会信任我们，我们才能更有信心在这条路上走下去。老师共列出了18条建议，分别是"病—证—症"结合的处方模式，遵循一病一方、一证一方、一症一方；相加模式，饮片加中成药，中药加针灸、食疗、西医；综合模式，心理、运动、饮食、药物、非药物等多管齐下等方法。这些看起来很简单的方法，常常被我们忽略。

（杨燕玲）

五、临证五步法

光阴荏苒，不知不觉，自己从医将近20年了，2021年10月15日我非常荣幸参加了增城区中医医院的"罗仁全国名老中医药专家学术思想传承基地"活动，成为名老中医罗仁教授的弟子，在跟师过程中，我感触颇深，受益匪浅。

罗仁教授从事中医教学、医疗、科研工作44年，对肾病、痛风、红斑狼疮、肾虚证及亚健康等有丰富的临床经验。我原本学西医，借着这次跟师学习的机会，开拓了思路，活跃了思维，更新了观念，逐步提高了诊疗技术，坚定了对中医学习的信心。

中医学是一门实践性很强的学科，其要求严谨细致，实践性强，辨证论治，灵活多变。罗老要求我们每位弟子跟师看病、写医案、开好一张合格处方，多看经典、写体会，成为有扎实理论功底的医师。在跟师过程中，罗老把自己从医40余年的经验方毫无保留地传授给我们。在临床上，除了中医四诊"望、闻、问、切"，他还很注重临床的体格检查，并展现了深厚的西医临床功底。凡是有需要的患者，不管是初诊还是复诊，他都一个个地耐心检查，仔细询问及触诊，这种敬业和专业的精神，对患者亲切友好的态度，非常值得我们弟子学习。

此外，罗老提炼的辨证论治五步法对我来说非常实用。第一步，抓主症、明诊断；第二步，四诊合、定证型；第三步，析病机、定治则；第四步，选方药、善加减；第五步，析疗效、多思考。通过这五步法，我对开好一张合格处方有初窥门径之感。虽然我现在还有很多不懂的知识点，但我相信，跟随罗老继续学习，用心领悟，在临床实践中不断摸索，定能掌握其中的奥妙。

（陈淑娴）

六、诊治三要

我虽学得一些理论知识，但一接触患者时就会茫然无措，于是在跟了几次罗老师的门诊后，我收集了一些资料，总结了一些中医临床诊治的方法，希望对以后的临床生涯有所帮助。

诊断三要素：①定性，综合分析患者各方面的情况，确定疾病的性质。②定位，确定疾病发生的部位。③定量，确定疾病的轻重程度。定性、定位、定量，这三者结合起来，就构成一个完整的诊断，如"胃热炽盛"，胃是病位，热是性质，炽盛是程度。

诊法三要点：①认证准确，对每个证的概念要明确，不单靠书本所学，还必须通过实践锻炼。在平时跟诊中，切脉、查舌、望神色缺一不可。②四诊全面，采集病史要详细，不能只见一二证就草率诊断。③善抓主证，患者的主诉往往是患者的主要痛苦所在，也多是该病的主证，掌握患者主诉的同时，要通过四诊，全面得出初步诊断，扼要地询问患者，以进一步印证判断的正确性，并排除其他疾病的可能。

辨证三原则：①以中医理论为指导，是辨证的理论基础，也是提高疗效的关键所在。②务求基本，解释疾病的本质，靠脉、舌、神色这些客观指征，其中脉象较为重要。如患者唯感头痛，可根据其脉象来辨其性质，脉浮紧是风寒，浮数是风热，脉细是阴血不足，弦数是肝热。③分清主次，任何一个病的诸证，都有主次之分，要分清标本缓急。

治疗三宜忌：①切合病机，立法处方要符合辨证诊断，切中要害，每个处方都必须体现定性、定位、定量三个要素。②讲究配伍，方中各药要遵循配伍原则，有主有辅，有佐有使，讲求性味归经，最好根据辨证立法，选一恰当的成方加减。③能守善变，诊断治疗须通过实践检验，谨守病机，病变我变，病将变我预变。

以跟诊心得的患者为例。定性为虚证，定位为脾，根据患者主要的痛苦是困倦乏力，四诊合参，故诊断其为疲劳—脾虚湿困证。脾虚为主证，湿盛为次，故治疗以健脾为主，祛湿为辅。方中也有主有辅，有佐有使。

（黄坤玲）

七、尊重患者

跟诊一年多来，我对罗仁老师的敬佩之情越来越深。

罗老师宽厚、仁爱，待人友善又和蔼可亲。南方医院门诊的号总是一号难求，每周一都有许多临时请求主任加号的患者，罗老师总是不顾辛劳应允加号，从没见过主任拒绝过哪位患者。

给患者看病时，罗老师也很有耐心：面对年纪大的患者，他总亲切地唤"老大姐""老哥"，即使语言不通也尽力沟通，没有丝毫不耐烦；面对一些"面露难色"的男患者，他总会拍拍他们的肩膀，鼓励他们要有信心。开方时，虽然有电子病历，罗老师也不假于人，坚持先手写开方再输入电子病历。针对不同的患者，或同一患者处于疾病的不同阶段，也坚持"专人专方""专时专方"。

犹记一位87岁男性患者，普通话讲得不流利，罗老师问他："老先生，您哪里不舒服？"还未等该患者开口，在一旁的患者儿子就开口说其父亲是慢性心衰合并慢性肾脏病Ⅲ期，平时在家乏力、行动不便等。了解完患者的简单情况，罗老师仍然耐心与该患者沟通，并对其儿子解释说："你父亲哪里不舒服，他最清楚，让他自己说。"在与老人一番沟通后，我们了解到，该患者左脚水肿，全身乏力，夜尿频多，睡眠差。接着，主任触诊其左脚水肿情况，并对其进行脉诊和舌诊，四诊合参后予熟地黄、山药、山茱萸等14味药，共7剂，每日1剂。1周后，老人复诊，左脚水肿好转，体力增加。原方化裁后继续服用，病情明显改善。欲当名医，先做明医，掌握患者最真实的病情。这是我学到的宝贵一课。

罗老师不仅对患者很和蔼，对学生们也很好，空闲时即与我们传授开方经验与辨证思维，毫无保留地教我们。平时，罗老师也会与我们唠唠嗑，我时常感叹他的思想总是很超前，心态很年轻。而且罗老师对我们特别负责任，经常训练我们独立开方的能力，在与其沟通过程中，我能感受到他对我们学有所成的期盼。这一年多来，我在辨证论治和开方上有了巨大的提升，这点是我在课堂上感悟不到的。

"师者，所以传道授业解惑也。"罗老师的言传身教及其独特的人格魅力，确实让患者和学生们受益匪浅。

（杨淑璇）

八、医者之心

3年的中医医师规范化培训一晃而过，现在我已经结业，也踏上了人生的新旅程，成为一名中医师。在门诊跟从罗仁教授学习的画面仍然历历在目，能成为罗教授的徒弟是我的荣幸。罗教授曾对我们几个规培结业的学生说："三年规培苦，三年抗疫功，三年同窗情，三生万物长。"而我要说，三年师生情，此生永难忘。

与罗教授的结缘，要从2016年的夏天说起。那是大一的暑假，我与几个同学从南方医科大学顺德校区来到广州南方医院中医科见习1周，其间恰逢退休返聘的罗教授来教学查房，那是我第一次见到早有耳闻的名医，听着老师略带乡音的普通话，我倍感亲切，胆小的我又不敢多寒暄。但谁又能想到，4年后我们能成为师徒呢？

2020年本科毕业，我仍旧选择报考母校南方医科大学，成为一名中医专业型硕士，那时我怀揣着对临床工作的憧憬，来到位于广州市海珠区的南方医科大学中西医结合医院。医院大门前挂着名医的个人介绍海报，我一眼就看到罗教授的介绍，非常惊喜，罗教授也在这出诊！我心里想着，终于有机会在门诊跟师学习了！等到周五上午，我便来到罗仁教授的诊室，毛遂自荐，罗教授欣然答应，就这样我开启了3年的跟师学习。

在这3年期间，罗教授无私奉献，言传身教，将学术经验倾囊相授，我不仅获得了宝贵的学术思想、临床经验，也懂得了身为中医药传承者的责任与担当。才德兼备，心有大爱，是我从罗教授身上学到的，也是我终身追求的目标。

罗教授重视学术传承，重视中医人才的培养。跟诊期间，他要求我们一起书写处方，一起交流开方思路，以开拓我们的中医思维，巩固我们的中医专业知识。他从处方书写规范一步步教我们，再到辨病、辨证，到立法、处方，到君臣佐使，到药物剂量等，无不一一解释，无不一一耐心讲评，我们也从一开始处处犯错，到后来能开出合格有效的处方，并且处方也越来越精练、规范。文字是传承思想的重要载体，编写专著也是学术传承的重要方式，罗教授带领我们10多个规培生编著了多部专著，如《中医内科学病证方药简表》《罗仁验方临证传薪录》《广东省名中医罗仁肾病临证精萃》等。在总结罗教授的学术经验、分析医案的过程中，我们对他的学术思想有了更深入的理解，也经常将其学术经验与思想应用于临床，常常获得不错的临床效果。

罗教授的医术精湛不必多言，他高尚的医德、无私的大爱更是值得我们学习。今天是第六个"中国医师节"，想起一首诗来："看病开方要细心，读书悟道要专心；古今医者重医德，救死扶生责任重。"这是罗教授2020年12月4日在南方医科大学中西医结合医院门诊写下的。这4句话不仅体现了罗教授行医的基本要求——细心、专心、仁心、责任心，也是他的真实写照；激励着我们不断进取，精益求精，激励着我们不仅要追求精湛的医术，也要践行高尚的医德，担当起现代中医师悬壶济世的责任，为中医未来的蓬勃发展贡献自己的力量。

罗教授是有大爱的，在他从医的40多年里，他不局限于在大城市的大医院为群众看病开方，还坚持下乡义诊并进行健康科普，使中医药造福更多的老百姓。罗教授坚持下乡义诊，是从1991年带领一支医疗队到东莞市道滘镇、石碣镇调查风湿病和肾虚证的发病率，义务为当地村民看病后开始的，当时罗教授深感道滘镇、石碣镇医疗条件差，群众看病难，于是种下了下乡义诊的种子，每年他都会带领南方医院中医科的医护人员到道滘镇、石碣镇义诊，如今已经坚持了33个年头。现在，这颗种子不仅在道滘镇、石碣镇生长，也播种到广东其他多个乡镇，如梅州的丰良镇、河东镇，江门的鹤山镇，韶关的南雄市，增城的正果镇、中新镇、派潭镇等，甚至在广东省外生根发芽，如江西省赣州市于都县等，惠及群众无数。健康科普也是罗教授坚持了几十年的事，到目前为止已开展了299场"不治已病治未病——亚健康防治知识讲座"，听众累计超过5万人次，社会反响良好，罗教授也因此获得了"中医药年度科普人物（2020年）"的称号。

"治病救人是医生的天职，而作为一名医者，能不忘初心，则必有始终；坚持本心，悬壶济世，更是难得。"罗教授正是这样一位仁爱的大医，他是我们学习一生的榜样。

（李晓文）

九、坚守中医的自信

罗仁教授从医40多年来，始终坚持临床、教学及科研一线工作，潜心钻研，精勤不倦，默默奉献。

本人有幸跟随罗老师出诊，受益良多。在临床实践中，罗老师善于应用经典经方，大胆创新，提出经方的合方应用治疗法，根据多年临床经验，提出中医肾病及亚健康的系列方剂，如肾病Ⅰ号方、Ⅱ号方、Ⅲ号方、Ⅳ号方、罗氏排石方、小生六汤等，疗效显著。罗老师始终坚持"患者第一"的服务理念，突出心理调摄、运动指导、饮食调理，以及中医中药、针灸推拿等具有中医特色的综合治疗方案，辨证准确，用药精炼，疗效肯定，费用低廉，亦充分体现"生物—心理—社会"医学模式在中医临床工作中的应用，广受患者好评。

在跟师学习的日子里，我深刻地体会到罗老师是一位博学的老师，他善于把自己行医多年的临床诊疗经验上升为理论，用于指导学生的工作，使我开拓了思路，活跃了思维，开阔了视野，更新了观念，逐步提高了诊疗技术，坚定了对中医药的信心。从罗老师的身上，我感受到他对古老中医及其发展前景充满了信心。如今，现代医学棘手的高尿酸血症、痛风性关节炎，罗老师用大剂量百合、山药对这些病症进行治疗，取得了不错的效果。在跟诊过程中，学生们在学习中遇到了关键性问题，都认真向罗老师请教，他也不厌其烦地耐心解答，把问题尽量讲清楚。例如，小生六方由哪几味药组成？配伍特点是什么？用量变化如何？煎服法有什么要求？如何加减化裁？对什么情况适用？对什么情况不适用？有何禁忌？制定处方依据是什么？

学而不思则罔，思而不学则殆。整理继承罗老师的中医经验，我们责无旁贷，以后我们必须在"学"和"思"上下功夫，多交流、多总结。

（石一杰）

十、治病治心

在进入临床实践的第六个年头，我有幸能参加"罗仁全国名老中医药专家传承工作室"活动，师从罗仁教授，学习与继承罗教授的学术思想及临床经验。在跟师过程中，启迪颇多，收获满满，受益终身。

1. 细心诊察、四诊合参

罗教授在诊病过程中，细心诊察，仔细聆听患者所苦，在患者诸多不适中，找到最困扰患者的问题，四诊合参，很快对该患者进行疾病定位和证候辨析。细心诊察、四诊合参是临床辨证的重要前提，通过在临床中刻意练习，逐渐提高对患者主诉或临床症候的敏锐度和洞察力。

2. 治病，先治心

罗教授在诊病过程中经常鼓励患者，使其面对疾病有正确的认识和心理准备，树立战胜疾病的信心。给患者信心与医疗救治同样重要。无论患有什么样的疾病，最可怕的或许不是疾病本身，而是对疾病的恐惧和沮丧，对治疗失去信心，对生活失去勇气。医者给患者以鼓励和信心，使患者坚定战胜疾病的信念，积极配合医生治疗，保持良好的精神状态，对于病情的改善有重要的促进作用。

3. 好记性不如烂笔头

罗教授主张跟师学习经常动笔。一方面，好记性不如烂笔头，用笔记下的知识方便随时复习，温故而知新；另一方面，动笔有助于思考，有助于提高。记录的内容不必拘泥，可以记录每次跟师的心得体会，抓住每次突如其来的想法或观点；可以是跟诊中只言片语的医话，医话随口而出，转瞬即逝，但蕴含着老师深厚的临证积累与智慧；可以是每天的读书或临床收获，不论篇幅的长短；可以是记录医案，详细立案，方便反复推敲，不断思考，使其内化成自己的东西。

跟师学习，不仅在于罗教授一字一句地教，更在于潜移默化中感受老师的思维和智慧的火花。跟随罗教授出诊，遇到疑问，思之不解，及时请教，他往往字字箴言，精辟透彻。面对患者的询问，老师朴实易懂的回答每每让我醍醐灌顶。名师在旁，极大地促进我中医思维的完善、中医专业思想的提高及医德医风的塑造。医路漫漫，在日后的临床中，我必须在"学"和"思"上下功夫，方能不负老师的谆谆教诲。

（李惠珊）

十一、医防融合

跟师学习以来，罗老师豁达开阔的胸襟、大医精诚的医德以及精湛的医术，使我深刻地认识到，要想学好中医，首先要学会做人，学会做事，认认真真做事，踏踏实实做人，做到"仁心、仁德、仁术"，这也是中医学的核心精神。跟师期间，我通过跟诊、查房，在反复的临床历练中不断提高、不断进步，逐步学会了带着问题去思考、领悟老师的思路，并融入自己的临证思维。此外，学习了20多年西医的我，尝试多方面接触中国传统文化，学会在提高自身文化底蕴的同时，体悟和享受中医之魅力。

在新冠病毒肆虐的2022年，特别是12月6日放开疫情管控以来，医务人员人力紧缺，西医药物不足，我院果断选用中医中药（特别是罗老师的"罗氏五方"），从预防、治疗改善症状、稳定疾病发展、阻止重症发展、促进康复等方面，均取得了良好的疗效，验证了中医具有不可代替的优势。通过此次疫情，我坚信学习中医是正确的。作为一名基层医生，如何提供简单、便捷、高效、优质的医疗服务？面对基层的常见病、多发病、慢性病，如何做好医防融合？这些问题都可以在中医学习中找到满意的答案——上工治未病。

在跟师学习中，我深刻感受到，中医同中国其他传统文化一样，强调"大智慧，大胸襟"，是在不断吸收、不断融合、不断发展的。在医学科技日新月异的今天，做一个纯纯粹粹的中医人，不等于排斥其他医学，只要是有用的、能促进中医学发展的新知识和新技术，我们都应该吸收，但绝不等于全盘接受，吸收的前提是不动摇中医的根本，而应该以中医的核心准则和基本理论，去融合、运用这些新知识和新手段。

（陈淑娴）

十二、"百度"患者

2021年7月末，我在跟诊罗老师时，有一名30岁的患者来看病，患者整个人呈现非常焦虑的状态，一进门第一句话就是"医生我难受，我感觉我要不行了"，罗老师便招呼他坐下，轻声问道"小伙子，你还这么年轻，和我说说这是怎么了呀"。这位患者情绪非常崩溃地说："我感觉我的耳朵每天都像有一条虫子在爬来爬去，感觉自己要疯掉了，我去耳鼻喉科看了，拍了片子又说没有什么问题，我真的很痛苦……"患者就像打开了话匣子，开始大吐苦水，一直在抱怨："我已经看了很多医生，他们都治不好，他们开的中药都没有用，我自己也买了《黄帝内经》看。你不用瞒我，我是不是很严重？你就直接和我说就行了。"

罗老师刚准备开口，患者又打断说"我觉得我肯定是得了什么绝症"，患者多次强调"我已经熟读《黄帝内经》，我对中医也是很了解的。而且我在网上也看了很多相关知识"。听他一直在强调自己非常懂医学，并且诋毁其他医生的水平又打断罗老师说话，我心里生起了一丝无奈情绪。

然而，罗老师非常耐心地听他讲完，对他所说对中医的兴趣给予了鼓励，并对他的一些症状表示理解和共情。然后，罗老师问诊了基本情况，再用四诊合参进行辨证论治。罗老师说："小伙子，你还年轻，正是身体最好的时候，不要过分焦虑，要对自己的病情有信心，我给你开几服中药，你先吃几服中药调理一下。"然后将打印好的中药处方交给患者，患者看到方之后，又开口大声反驳道："为什么给我开这个药，一点都不峻猛，你应该给我开大黄这类峻猛的药。这个怎么能行？而且我之前在'百度'也看到了，对于这种严重的疾病，你应该给我开峻猛泻热的药物，你这个药不行！"

我在心里不禁感叹，真的遇到"百度"患者了，从百度上了解自己的病情、用药，然后想医生按照百度上的方案给他们下药。我心中又生起几分无奈，并且对他的质疑和不配合有一点气愤，暗暗在想"到底谁是医生"。根据他所描述的症状体征及舌象脉象，并不适合服用大黄这种药性猛烈的药物。医学是一门复杂的科学，很多疾病的发生机理尚不清楚，不能够有效治疗，更何况是治愈。一名医生，寒窗苦读数十年，才能在一个领域小有成就，怎么可能是看"百度"三言两语就超越，怎能只相信"百度"不相信医生呢？

罗老师听了他的话，并没有着急打断他，也没有表现出生气或者不耐烦，而是静静等他说完，开始慢慢给他解释中医的辨证论治、中医的原理。他解释道，人体很复杂，医学很复杂，相同的病可能有不同的症状，相同的症状也有不同的治疗手段，这都是非常正常的。并说道："你愿意从外地来广州找我看病，我相信肯定也是对我有信心的，你这么年轻，也要对自己有信心。"听到这些话，患者也不再说话，默默拿过治疗单去取药了。看到罗老师通过几句话就化解了患者的不信任与焦虑，我也对自己刚才心中的小情绪感到惭愧，也感受到了医患沟通的重要性和沟通的魅力。医生面对质疑、不信任的患者时，应该保持理智冷静，不应该被情绪左右，要有耐心，以理服人。尊重患者，了解患者，与患者交朋友，保持良好的医患关系，才能提升医者的技术水平与服务能力。

（李星金）

十三、身心同治

病例简要：患者男，36岁，已婚未育，2022年10月14日初诊。

患者身形体胖，困倦乏力，诉同房意愿差，性功能减退，计划生孩子。平时工作压力大，久坐少动。睡眠一般，二便正常。舌淡胖、有齿痕，苔腻，脉弦。

中医诊断：疲劳（脾虚湿困）。

中医治法：健脾祛湿。

处方：黄芪15g，白术15g，党参30g，山茱萸20g，枸杞子20g，菟丝子30g，薏苡仁30g，杏仁10g，豆蔻仁10g，茵陈30g，荷叶5g，炙甘草5g。

跟诊体会：患者走进诊疗室，直观感觉是患者身形较胖，走路沉重，"胖则多湿"。问诊，患者自身易困倦乏力，其职业多坐少动，久坐伤脾，而脾气不足则伤肉。脾为后天之本、气血生化之源，若脾胃受损，则会导致气血运行不畅，出现疲倦乏力等症状。生活的压力，给患者带来心理负担，引起情志不畅，导致气机郁滞，使湿产生并停聚于体内。湿为阴邪，可影响和阻碍阳气的运行，阳气郁而不行，则性功能减退。查其舌脉象也印证脾虚湿困之证。根据患者的病症，对症下药，以补脾益气为主，兼以祛湿。黄芪、白术、党参补中益气，山茱萸、枸杞子、菟丝子补益肝肾，杏仁宣利上焦肺气，豆蔻仁芳香化湿，薏苡仁渗湿利水而健脾，茵陈清利湿热，荷叶化湿，炙甘草调和诸药。

对于一个初入临床的医学生，在书本上学到的要运用到临床上，如何运用？就要多接触患者，并体会老师的诊疗思路。上述方中有补中益气汤、三仁汤的药物，还有老师的经验用药，整方对因对症。恕我开方甚少，对中药、方剂熟悉程度不够，一开始并不知老师为何这样开方，只能抄下，回去查书研究。在平时跟诊中，要观察老师如何跟患者交流，如何开方，并把方记录下来，回去总结，并经常翻阅。同时要加强中医的学习，特别是基础理论和经典医案的学习，以免在接诊患者及开方时毫无思路。

最后谈一下自己的感悟。中医重在整体观，在临床诊治过程中，不仅要考虑疾病本身，还要兼顾患者生理因素、心理因素，关注地区差异等影响。现代社会工作、生活节奏快，人的心理都有些许压力，映射到躯体，即所谓的"相由心生，病由心生"。因此，临床上要重视患者的心理状况，做到身心同调、身心同治。

（黄坤玲）

十四、食补有益

广州是一个喜爱中医、信赖中医的城市，在时常寻求中医调理身体的同时，也力求在平素饮食中更好地调理自身。跟随罗仁老师出诊时，我常常看到罗老师给予患者一些饮食建议，并加以总结。

在围绝经期，因为激素水平变化，中年妇女常有月经紊乱、潮热、出汗、头晕、失眠、焦虑、情绪不稳定等症状，这些诸多不适统称为围绝经期综合征。《黄帝内经》中有"六七，三阳脉衰于上，面皆焦，发始白。七七，任脉虚，太冲脉衰少，天癸竭，地道不通，故形坏而无子也"，中医认为这与肝肾亏虚有关。在治疗围绝经期综合征时，除了补益肝肾，饮食方面罗老师常建议患者日常在家打豆浆服用，豆浆可以补充部分雌激素，使体内雌激素水平波动稍平稳，帮助患者缓慢度过围绝经期。

就诊患者偶尔咨询关于小儿纳食较差的问题，中医儿科认为，小儿"脾常不足"，脾为后天之本，主运化水谷精微，为气血生化之源，小儿生长发育迅速，生长旺盛，对营养精微的需求较多，但小儿脾胃较弱，常不知饮食节制，易出现脾胃损伤引起运化功能失调，出现不欲饮食等症状。针对此种情况，罗老师根据广州人喜爱煲汤的特点，建议在煲汤时加入鸡内金、神曲等健脾消食之品，且在日常养护时减少小儿零食的摄入，避免过饱而不欲饮食。

前来就诊的患者通常是久病，往往气血阴阳皆虚，在常规中药调理的同时，希望在饮食上有所助益，故往往询问能否在煲汤时加用药物。罗老师认为，在煲汤时加用药物未尝不可，但不可过多过杂，且加用药物要符合自身情况。若患者体质本来偏于阳虚，就不可选用霸王花等偏寒凉之品，也不可在大病后单纯使用大剂量生晒参等大补之品。在药物选择上，罗老师常选用性味较平，无明显辛咸苦寒之品，如党参、黄芪、陈皮、五指毛桃等药物，且使用时药物种类不宜过多，一至两味即可，使用量不宜过大，无须每日服用。

从某种意义上说，我们所食用的每种食物都有一定的药用价值，如何让其发挥更大的作用，仍需要我们不断总结、不断实践。但是，生病了不能仅靠食补来治疗，仍然要以药物治疗为主，食补只能起到辅助作用。

（杨昕悦）

徒弟跟师体会摘录
下篇

237

十五、一体多病

在罗老师的诊室里，常常会遇到这样一类患者：他们的病历上，疾病诊断那项写得满满当当，少则五六个，多则十几二十个；每天服用的药都不能用粒来计算，一把把地吞是他们的日常。这类患者大多是老年人。

随着我国人口老龄化程度不断加深，老年人的健康问题日益成为全社会的关注的重点。老年不单单是年龄的增长，随之而来的还有身体的各项机能、各个器官功能的减退，容易出现"一体多病"的情况。

罗老师强调，要立足整体观念，防治一体多病，但可从病情轻重缓急区别对待，抓住主要矛盾，病重者先疗。有一位67岁的老年患者，因疲乏纳差来诊，同时患有高血压、痛风、左肾囊肿、右肾萎缩、慢性肾脏病，多病缠身。病重者先疗，因慢性肾功能衰竭，脾肾亏虚为主要矛盾，当以保肾降浊排毒为先。方以自拟肾病Ⅲ号方化裁，收效良好。

一体多病，还可分而治之。比如同时有高血压、冠心病、肾性贫血、肾衰竭、高磷血症的患者，其高血压用降压药可有效降压，冠心病仍用原来的药物，继续透析治疗以保障安全，中药则可调理自身状态，以补益脾肾为主。

进入老年后，人的机体普遍存在不同程度的虚衰，也存在不同程度的病理产物堆积，最终形成虚实夹杂的病理状态。治疗上，应注意顾护脾胃。脾为后天之本，是气血生化之源。脾土固，而后天足，五脏六腑得养，疾病才能向愈。年老多虚，但应分清气血阴阳，对症下药。同时，应注意不宜峻补、大补，以平补、缓补为宜。老年病迁延日久，气血失调，易形成"久病多瘀、久病入络"的特点，因此，治疗上要注意调和气血，可以使用丹参、红花、桃仁、黄芪、川芎等补气通络、活血化瘀之品。

（李惠珊）

十六、五脏同调

罗仁教授从事中医内科临床、教学、科研工作44年，积累了丰富的诊疗经验，尤其擅长治疗肾病、痛风等，在临床辨证用药上精简有效。在几次跟师学习中，我受益匪浅。

在跟师期间，我了解到罗老师时刻关注当代人的生活健康，在多年的临床观察实践以及临床实验中得知大多数当代人的亚健康情况，因此罗老师常常将多个经典方叠用加减，从而达到五脏同调的目的，记忆中尤为深刻的当属用得最多的方子"小生六"，该方分别由小北柴胡汤、生脉散、六味地黄汤加减而成，从五脏同调的方法进行治疗，体现了罗老师的治病理念。

小生六汤方药组成：北柴胡15g，黄芩15g，法半夏10g，党参30g，熟地黄20g，山药30g，山茱萸20g，牡丹皮10g，麦冬10g，五味子10g，炙甘草5g。

小生六汤是罗老师根据岭南地区人群亚健康的病机特点和亚健康中医证候特点的流行病学研究数据，结合其干预亚健康临床经验拟定的经验方，由北柴胡、黄芩等组合而成。其中，党参补益脾肺、益气生津，熟地黄滋阴益肾、填精益髓，北柴胡疏肝解郁，三者合用，补肾调肝，益气养阴，为君药；山药气阴双补、平补三焦，山茱萸补益肝肾、收敛固涩，与熟地黄相伍，为"三补"之意。麦冬养阴清热，五味子酸温敛阴，二者与党参合用为"生脉散"之意，益气生津，为臣药；佐以牡丹皮、黄芩清热凉血燥湿，清除郁热、虚热，又黄芩、北柴胡、法半夏、党参为"小北柴胡"之意；炙甘草益气补脾、调和诸药，为使药。诸药合用，共奏益气养阴、补肾调肝、清热祛湿之功，气虚得补则气化等功能恢复正常，阴液得充则滋润濡养之功得复，乏力少气、精神倦怠、口咽干燥、腰膝酸软、睡眠差等得到缓解，切中亚健康的临床证候，对亚健康疲劳状态有显著的疗效。

（廖家瑜）

十七、治在脾肾

在就诊人群中，因"蛋白尿"来就诊的患者不在少数，肾性蛋白尿是由肾实质性疾病而产生的。蛋白尿是肾病患者的常见症状，不仅可直接导致低蛋白血症，诱发水肿，还能致肾小管间质损害，加速肾衰竭进程。罗教授认为，蛋白为精微物质，尿蛋白源于血浆，是水谷之精气，为至阴之精，应藏于肾。一般来说，蛋白尿初起多与外邪有关，每从肺论治；病久不愈则损及脾肾，脾气不升，肝肾不足，藏泄失调，则固摄无权，精微下注而产生蛋白尿。病程日久，往往在正虚基础上产生湿热、热毒、瘀血等内生邪毒。因此，治疗以滋肝益肾、益气活血为主。

对就诊患者，我印象较为深刻的是一名因"发现蛋白尿10年"来诊的患者，该患者2021年确诊IgA肾病，服用缬沙坦等药物治疗，症见疲倦乏力，尿蛋白（++++），为肾虚精微下注，属虚劳病，舌淡红、脉弦缓，病位在脾肾。治以健脾补肾祛湿为法。

罗教授根据多年的临床经验，运用自拟的"肾病Ⅲ号方"化裁，以黄芪、党参、熟地黄为君药，健脾补肾，鱼腥草、益母草、丹参、海藻、牡蛎活血解毒，散结祛湿，为臣药，尤以海藻和牡蛎，其源于《伤寒论》牡蛎泽泻散，长于散结利水，开了海洋药物治疗肾病的先河，诚为可贵；北柴胡、黄芩、青蒿取小北柴胡汤方义，疏肝调和，为佐药；百合养心安神，可缓焦虑，并有降尿酸、降肌酐之效，为使药。全方合用，益脾气，补肝肾，活血祛瘀解毒，共筑肾性蛋白堡垒。

（廖家瑜）

十八、阴虚湿热

临床上的病证，单一典型的证型固然存在，但大多数病证是复杂的，更令人困惑的是有些证型错综复杂，如上热下寒、寒热错杂、里热外寒、外寒里热、阴虚湿热等。在跟诊中，我发现阴虚湿热证型患者不在少数。

阴虚湿热者，常表现为头晕耳鸣、失眠多梦、咽干口燥、小便少、腹泻便溏，舌红、苔黄腻，脉数。

所谓阴虚，指的是人体津液亏虚。所谓湿热，即湿邪和热邪结合，湿邪有内湿、外湿之分，是体内水液代谢异常而停聚于体内形成的病理产物。治疗上，根据不同的病情，有所侧重，当身体阴虚表现明显时，调养以滋阴养阴、润燥降火为主；当身体湿热表现明显时，调养以清热祛湿为主。

滋阴不能太滋腻，因为体内有湿邪阻滞，太过滋腻的滋阴药，比如阿胶、熟地黄、枸杞子等容易阻碍体内水液的正常代谢，加重湿热之症，建议选择麦冬、百合、沙参、玉竹等，比较清润，不易助湿。

祛湿不能太温燥，温燥的药物如像白术、陈皮、苍术、干姜等，化湿的功效明显，但容易温燥太过，容易动火伤阴，不利于阴虚体质。因此，使用此类药物要注意节制。建议使用薏苡仁、芡实、赤小豆等淡渗祛湿之品。

（李惠珊）

十九、通利二便

我们在临床拟方时，在拟定基础方后，常常需要根据患者的伴随症状对基础方进行加味，这些加味看起来只是针对伴随症状进行治疗，但对于全方药物功效也有着重要的作用。在跟随罗仁老师出诊的过程中，我总结了罗老师常用于通利二便的两味药物。

1. 制何首乌

前来就诊的患者往往病程较长，且常伴有代谢综合征，病久则气血阴阳亏虚，常出现便秘、腰部不适，罗老师常加制何首乌30g。

制何首乌，味苦、甘、涩，性微温，归肝经、心经、肾经，具有补肝肾、益精血、乌须发、强筋骨、化浊降脂、润肠通便之效。罗老师认为，排便是体内毒素排出的十分有效的途径，大便通则体内毒素有出路，大便不通则毒素瘀积，进而对其他脏器造成损伤。肾病患者的肾功能通常有不同程度的损伤，肾脏作为人体重要的排毒脏器，其功能下降，小便排出的毒素会减少，为避免毒素在体内瘀积，大便通畅就显得更加重要。代谢综合征患者常有不同程度的血脂升高等检验指标异常，现代药理研究发现，制何首乌具有降低血脂、抗动脉粥样硬化、免疫调节的作用。

2. 广金钱草

受广东饮食习惯的影响，前来就诊的患者常有高尿酸血症和不同程度的尿路结石。针对此种患者，罗老师常加广金钱草30g。

广金钱草，味甘、咸，性微寒，归肝经、胆经、肾经、膀胱经，为两广地区道地药材，具有利湿退黄、利尿通淋、解毒消肿的作用。现代药理研究发现，广金钱草对尿路结石的生长有缓解和抑制作用，通过利尿作用促进结石的排出，且具有保护肾功能、降尿酸、血清肌酐、尿素氮的作用。罗老师认为，广金钱草既有降尿酸的作用，又有抗结石的作用，可以达到一味药解决两个兼证的效果，无须针对高尿酸血症和尿路结石选用两种不同药物，整个处方更加精练。

罗老师在基础方上进行加味的时候常使用一些道地药材，以使用较少的药物解决更多的问题，使整个处方更加精练。若处方冗长，则其中药物的相互作用难以把握，将不能达到预期效果。这需要我们在跟诊的过程中不断总结，最终运用于自己的临床之中。

（杨昕悦）

二十、补肾安神法

在临床实践中，罗仁老师善于大胆创新，独辟蹊径，补肾安神，治疗失眠，疗效显著。失眠又称"不寐"，是以不易入睡，睡后易醒为症状，老年患者多伴有尿频、多梦、乏力、头晕头痛、记忆力减退等。引起失眠的病机很多，如心肾不交、心脾两虚、脾肾两虚、肝郁化火、心胆气虚等。老年人尿频会严重影响睡眠质量。尿频是指排尿次数增多，成人每天日间平均排尿4～6次，夜间就寝后0～2次，属于正常。对于老年男性而言，尿频最常见的病因是良性前列腺增生症，特征是首先出现夜间尿频，随着病情加重，继而可出现昼夜都有尿频症状；中医认为，小便主要由膀胱和肾共同主导，起夜频繁主要是因为肾虚，老年人精气渐衰、肾气不固，膀胱失约，固摄无权，无力约束小便，故夜尿频繁影响睡眠。

罗老师在日常诊疗中，针对老年人起夜频繁、夜尿频多导致失眠一症，擅用补肾安神法治疗失眠，自拟固肾安神方治疗老年人肾虚失眠，疗效显著。

方中酸枣仁酸甘而气平，补血、滋肝阴、平相火而安心神；百合，清心润肺，凉血清热，为君；知母养阴清热，除烦润燥；石菖蒲味辛，性微温，入心经、肝经、脾经，具有开窍豁痰、理气活血、散风祛湿的功效；党参味甘，性平，补益中气，健脾益肺，入脾经、肺经，可以补益中焦气机；五味子收敛之性以敛神；麦冬味甘、微苦，性微寒，入胃经、肺经、心经，其主要功效为清心润肺，生津养阴；金樱子可以固肾缩尿，减少尿频发生；菟丝子味甘，性温，入肝经、肾经、脾经，可滋补肝肾，固精，缩尿，明目，止泻；炙甘草调和诸药，全方可补肾健脾，宁心安神。

（石一杰）

二十一、小生六汤学习心得

罗仁教授从医多年，临证经验丰富，其从临床中总结出了数十条经验方，其中，小生六汤一方，组方严谨，临床疗效甚佳。

小生六汤，方以小北柴胡汤、生脉散、六味地黄丸为基础，结合临床经验加减化裁而出。全方由北柴胡、黄芩、党参、熟地黄、麦冬、山药、牡丹皮、五味子、山茱萸、炙甘草10味中药组成，具有补肝调肾、益气养阴的功效，主治肝肾不足、气阴两虚，对现代临床常见的虚弱患者效用尤佳。方中北柴胡味苦，性平，入肝经、胆经，疏肝解郁；熟地黄滋阴补肾，填精益髓；党参补脾肺气，生津；三者合用，补肾调肝，益气养阴，重用为君。山药气阴双补，平补三焦；山茱萸补益肝肾，收敛固涩；与熟地黄配伍，取六味地黄丸"三补"之方义。麦冬味甘、微苦，性微寒，养阴清热；五味子酸温敛阴；二者与党参合用即为"生脉散"，方以益气生津，此五药配伍为臣。佐以牡丹皮、黄芩，清热凉血燥湿，清除郁热、虚热。黄芩、北柴胡、党参又取"小北柴胡"之意；炙甘草益气补脾，调和诸药，为佐使。本方中，"六味"填"精"，"生脉散"益"气"，小北柴胡汤调"神"，小生六汤"精""气""神"同调，对虚弱患者有良好疗效，尤其对气阴两虚、肝肾不足之证的患者疗效显著。失眠多梦者，加生龙骨、生牡蛎、酸枣仁以敛精安神；小便频数者，加金樱子、益智仁以固精缩尿；畏寒肢冷者，加桂枝、附子以温补肾阳。相关研究发现，小生六汤整方用于广东地区亚健康人群干预，尤其是活动一休息型亚健康人群干预具有良好的临床疗效。

（祝轩，单醒瑜）

二十二、肾病 I 号方

罗仁教授提出了治疗慢性肾脏病的肾病 I 号方。肾性蛋白尿是肾脏病患者的常见症状，通常引起低蛋白血症继而诱发水肿，还能致肾小管间质损害，加速肾衰竭进程。罗教授认为蛋白为精微物质，尿蛋白源于血浆，是水谷之精气，为至阴之精，应藏于肾。从中医角度来看，蛋白尿多和肝脾肾相关，肝失疏泄，脾失健运，肾失封藏，水液代谢失常则精微下注，三焦也是水液代谢的主要通道。久病则肝、脾、肾三脏皆虚，水液不能运化，停聚成痰饮、浊毒、瘀热等内生邪毒，比如常见慢性肾脏病患者日久面色发黑，舌胖大、有齿痕，均为水气病的表现，故治宜标本兼治。

该方药物组成：北柴胡15g，黄芩15g，党参30g，熟地黄20g，丹参15g，益母草30g，鱼腥草30g，煅牡蛎30g，炙甘草5g。方中熟地黄滋阴补肾、填精益髓，为君药，以资先天之肾；北柴胡、黄芩相配，和解少阳，疏肝理气，取之于小北柴胡汤，可舒畅三焦，打通水液运行通道；党参代人参，可健脾益气，固护中土，使中枢脾胃升降气机地运动，脾肾同补；煅牡蛎收敛固涩，可敛阴固精，现代药理学也发现，牡蛎具有一定的吸附作用，可减少蛋白尿的丢失；丹参、益母草清热凉血利尿，可以针对治疗湿邪日久易郁滞、郁结、化热，甚至伤络。总之，该方体现了罗教授"从肝论治肾"的思想，常用于肾脏病当中以蛋白尿为主要表现的病证。同时，要谨记抓住该方对应证型的辨证要点：其一，要有小北柴胡汤证，如胸胁苦满、口苦咽干、目眩、默默不欲饮食等，不必悉具。其二，可伴随有肾阴虚症的表现，如腰膝的酸软、小便不利、舌红苔少甚则无苔，脉弦。

（黄玉娴）

二十三、肾病Ⅳ号方

尿路感染是一种常见病、多发病，现代医学认为其是由病原体侵犯尿路而引起的泌尿系炎症，常给予抗生素等药物治疗，不过难获久效且极易复发。尿路感染95%以上是由单一细菌引起的，其中大多数情况是大肠埃希菌感染，可占90%以上。罗氏肾病Ⅳ号方多用于淋证，即存在尿频、尿急、尿痛等症状的泌尿系统感染。巢元方对淋证的发病机制进行了高度概括，指出"诸淋者，由肾虚而膀胱热故也"。故淋证需责之外邪侵袭，多见湿热毒邪侵犯到膀胱导致的小便不利。

肾病Ⅳ号方的药物组成如下：鱼腥草、白茅根、益母草、白花蛇舌草、炒苍术、牡丹皮、甘草。不同于八正散一派清热利尿之品，肾病Ⅳ号方除了其中鱼腥草、白茅根、白花蛇舌草，是一派清热解毒、利尿通淋的药物之外，还加入益母草、牡丹皮清热凉血，苍术健脾燥湿，甘草调和诸药。方中鱼腥草起到清热解毒、利尿通淋的作用。此外，鱼腥草含少量马兜铃酰胺，不同于毒性较大的马兜铃酸，一般30g以内未见明显肾损伤和血清学指标改变。所以用它为君药，可清热解毒，利尿通淋。

罗仁教授曾有一个治疗热淋的经验方"白银汤"，方中仅含白茅根、金银花、车前子各20g，炙甘草5g。方中金银花为君药，清热解毒，利湿通淋；白茅根凉血止血，清热利尿，为臣药，助君药清热利尿。车前子清热利水，为佐药，炙甘草调和诸药为使药。

在实际临床应用中，该方可用于泌尿系感染的湿热下注证。湿热下注可表现为尿频、尿急、尿痛，小便色黄、短赤，舌红、苔黄腻，脉滑等。如果热邪很重，也就是感染很重，比如患肾盂肾炎时可出现发热，甚至高热的情况，可加强清热解毒之力，如使用银翘散等。

（黄玉娴）

二十四、罗氏排石汤的应用体会

淋证在肾病科非常常见，罗仁老师在前辈处方的基础上，加减化裁，形成自己的验方，命名为"罗氏排石汤"，对治疗单发、直径小于1cm的泌尿系统结石的效果尤佳。罗氏排石汤的药物组成如下：黄芪、生地黄、乌药、牛膝、广金钱草、海金沙、滑石粉、冬葵子、车前子、青皮、炙甘草。其中，黄芪益气，青皮、乌药行气，三者合用可推动结石排出；淋证湿热不少伴有伤阴表现，结石易损伤尿道引起血尿，以生地黄养阴清热、凉血止血；广金钱草、海金沙、冬葵子、车前子利水通淋；牛膝补肾活血、引药下行；滑石寒能清热，滑能利窍；炙甘草调和诸药。肺朝百脉，对于淋证日久、结石难出者，加杏仁、制何首乌宣肺通腑，桃仁破血逐瘀。对疼痛明显者，重用芍药缓急止痛，加延胡索行气止痛。临床上尿酸性结石居多，辨证基础上，加以辨病，酌加百合、茵陈、山药降尿酸。

本人在肾病科门诊使用罗氏排石汤加减治疗泌尿系统结石，大多数情况下效果不错，其中一名患者自诉服用中药汤剂一天半后便排出结石，兹附病例如下：

麦××，男，52岁。2022年9月27日初诊。

因"左侧腰腹疼痛5天"来诊。5天前患者开始出现左侧腰腹疼痛，伴尿频尿急，至医院急诊科就诊，尿常规示尿潜血（+++），尿微量白蛋白30mg/L，红细胞总数503.4μL，双肾膀胱前列腺彩超：左肾结石、少量积水；左输尿管上段轻度扩张声像。右肾结石声像。膀胱未见明显异常声像。前列腺多发钙化灶声像。给予西药止痛及中药内服，未见明显缓解。接诊时患者左侧腰腹胀痛，伴尿频尿急，无尿痛，无肉眼血尿，无口干口苦，无恶心呕吐，无肢体水肿，纳一般，眠欠佳，大便硬。舌淡胖、有齿印、苔薄黄，脉弦。

中医诊断： 石淋（湿热瘀阻证）。

中医治法： 清热利湿，通淋排石。

处方：

黄芪30g	生地黄20g	车前子15g（包煎）
盐牛膝15g	广金钱草30g	海金沙15g（包煎）
鸡内金30g	滑石20g（包煎）	琥珀5g（冲服）
青皮15g	乌药30g	醋延胡索20g　炙甘草10g

共7剂，每日1剂，水煎服。

按语： 因医院无冬葵子，故去之，并在罗氏排石汤基础上加鸡内金化坚消石，琥珀利尿通淋、散瘀止血，醋延胡索行气止痛。2022年10月1日电话随访，患者诉2022年9月29日结石已排出，诸症缓解。2022年10月23日再次随访未复发。

（王春蓬）

二十五、牡蛎泽泻散

经多年临床实践，罗仁教授提出，在治疗慢性肾功能衰竭时当以益气养阴、理气泄浊、固肾利水、标本同治为法，并总结了经验方"罗氏肾病Ⅲ号方"，作为治疗慢性肾功能衰竭的专病经验方。"罗氏肾病Ⅲ号方"是由《伤寒论》牡蛎泽泻散及元代李东垣《内外伤辨惑论》当归补血汤合方加减化裁而成，全方寒热并用，补泻兼施，气血同调，具有补脾益肾、祛湿解毒的功效。

《伤寒论》曰："大病瘥后，从腰以下有水气者，牡蛎泽泻散主之。牡蛎（熬）、泽泻、蜀漆（暖水洗去腥）、葶苈子（熬）、商陆根（熬）、海藻（洗去咸）、栝楼（瓜蒌）根各等分。"这里的"大病瘥后"提示经历某种大病后，虽已痊愈，但整体上属于气血亏虚的状态。成无己曰："大病瘥后，脾胃气虚，不能制约肾水，水溢下焦，腰以下为肿也。……咸味涌泄，牡蛎、泽泻、海藻之咸以泄水气。"李中梓在《医宗必读》中指出："水虽制于脾，实则统于肾，肾本水脏，而元阳寓焉。命门火衰，既不能自制阴寒，又不能温养脾土，则阴不从阳而精化为水，故水肿之证多属火衰也。"《金匮要略·水气病脉证并治》指出："诸有水者，腰以下肿，当利小便；腰以上肿，当发汗乃愈。"这里的"腰以下肿"指膝、胫、足、跗皆肿，故而"从腰以下有水气者"应当理解为病后耗伤气血，脾肾两虚，不能制水，从腰以下皆有水气而水肿，是上虚下实之证，在临床上用利小便之法，同时兼顾补益气血，让水从下出，标本兼治。

此外，对于水肿，尤其是慢性肾脏病蛋白尿导致血浆渗透压降低而引起血浆内液体向组织间隙漏出形成的凹陷性水肿，多以下肢为著，往往伴随泡沫尿，而《黄帝内经》有言："水液浑浊，皆属于热。"牡蛎泽泻散中多为寒凉药，如牡蛎咸寒，潜阳补阴，软坚散结；海藻消痰软坚散结，利水消肿，可治疗水肿；泽泻味甘淡、性寒，长于利水渗湿，泄热通淋；瓜蒌根味苦、性寒，能清热泻火，还可生津止渴；商陆、葶苈子、蜀漆均为利尿消肿的猛药，而且大多有毒性，所以临床上应谨慎使用，非重病及腰以下水肿正气不虚者方能使用，如恶性肿瘤、肝硬化等病出现的腹水、下肢腹水才会考虑这个方剂。因此，该水肿病有热，不过从"大病瘥后"亦可推断为虚热。从"腰以下有水气"来看，应该脉沉，治太阴厥阴在里之水。腰以下阴盛阳虚，在上之阳不能入阴以气化水饮，在下之津液不能上行而口渴，也是阴阳气不相顺接的一种形态，所以用牡蛎泽泻散的天花粉清热生津。

（黄玉娴）

二十六、制何首乌、煅牡蛎应用体会

一般认为，大黄泄下攻积、通腑降浊，是治疗慢性肾衰竭的要药。但罗仁老师认为，大黄药性味过于苦寒，素体亏虚、不耐攻伐的患者不宜使用，他喜用杏仁、制何首乌，认为肺与大肠相表里，杏仁宣通上焦气机，制何首乌养血润肠通便，二者合用可宣肺通腑、通腑排毒、扶正祛邪。

罗老师喜用牡蛎，方取自牡蛎泽泻散（该方出自《伤寒论》），具有利水消肿、散结利水之功效，主治大病瘥后，从腰以下有水气者。方中，牡蛎具有软坚行水的功效，除了治疗颜面、四肢"显性水肿"，对于腰椎间盘突出这类"隐性水肿"亦有奇效。同时，牡蛎平肝潜阳，有镇静止痛作用，故对于慢性肾脏病有水肿、高血压、腰痛、骨关节退行性变引起的关节疼痛、失眠者尤为适用。

（王春蓬）

二十七、常用经方学习心得

1. 小生六汤

小生六汤遵小北柴胡汤、生脉散、六味地黄丸三方之意和合而成，是治疗肝肾不足、气阴两虚的经验方。罗仁老师临证多用此方治疗失眠、虚劳、更年期综合征、亚健康状态等证属气阴两虚者，在诊治过程中紧扣本方的主症，辨病与辨证相结合，随症加减，常取得满意疗效。清代岭南名医何梦瑶认为，岭南人体质多湿热，"岭南地卑土薄，土薄则阳气易泄，人居其地，腠理汗出，气多上壅。地卑则潮湿特盛，晨夕昏雾，春夏淫雨，人多中湿"。然现代人生活习惯改变，压力增加，睡眠时间后置严重，耗伤气血。又岭南地区气候湿热，久居空调冷气之中，亦伤阳气。故罗老师认为，岭南地区患者，其实证并不显著，多为以气阴两虚为主的虚证。临证应用时，见纳差者加建曲、焦三仙（任一）消食开胃，见眠差易醒者加酸枣仁安神，见夜尿频者加金樱子、益智仁固精缩尿安眠等。

2. 罗氏痛风汤

罗氏痛风汤是在四妙丸的基础上加百合滋阴，山药益肾，赤芍凉血止痛，车前子、广金钱草、白茅根清热利尿，炙甘草调和诸药，共奏清热祛湿、活血止痛之功。罗老师临证多用此方治疗足膝关节肿痛、小便短赤等痛风性关节炎/高尿酸血症证属湿热下注者。痛风属于中医的"痹证"范畴，而与痛风发病密切相关的是血尿酸，中医认为它属于"湿浊"范畴。由于人体湿浊内生过多，造成脾肾功能失调，脾失健运，肾不能分清泌浊，则湿浊流注关节、肌肉，造成气血运行不畅，经络阻塞而形成痹痛，即痛风性关节炎。罗老师认为，血尿酸升高可通过润、下两种方式调节。阴血不足，则尿酸在营血中浓度上升，治应滋阴；清利小便则使血中尿酸总量减少，给邪以出路，故采用滋阴利尿的方式降尿酸。又尿酸盐沉积遍布全身，高尿酸血症患者或发或不发痛风，但若失治疗，则或可能进一步导致肾脏损害，出现痛风性肾病。故应嘱患者控制饮食，避免高嘌呤食物，多饮水，加强体育锻炼，定期复查血尿酸及肾功能。

（王瑞）

二十八、酸枣仁与金樱子

罗仁教授临证治疗失眠，善于将酸枣仁与金樱子同用。

酸枣仁，为鼠李科植物酸枣的种子。秋季果实成熟时采收，将果实浸泡一宿，搓去果肉，捞出，用石碾碾碎果核，取出种子，晒干。功能主治：养肝，宁心，安神，敛汗。治虚烦不眠，惊悸怔忡，烦渴，虚汗。历代医书多有记载。《神农本草经》："主心腹寒热，邪结气聚，四肢酸疼，湿痹。"《别录》："主烦心不得眠，脐上下痛，血转久泄，虚汗烦渴，补中，益肝气，坚筋骨，助阴气，令人肥健。"《药性论》："主筋骨风，炒末作汤服之。"《本草拾遗》："睡多生使，不得睡炒熟。"《汤液本草》："治胆虚不眠，寒也，炒服；治胆实多睡，热也，生用。"《本草汇言》："敛气安神，荣筋养髓，和胃运脾。"《本草再新》："平肝理气，润肺养阴，温中利湿，敛气止汗，益志定呵，聪耳明目。"

金樱子，为蔷薇科植物金樱子的果实和花托。味酸，性平，入肾经、大肠经。功能涩精、缩尿、涩肠止泻。金樱子酸涩收敛，功能为固精缩尿。用治肾虚滑精、遗精，可单独熬膏服；也可与沙苑子、菟丝子、补骨脂等配伍同用。在临床上常用本品与芡实相配，制成丸药，用治遗精、小便频数、妇女带下等症。又能收涩固肠而止泻，用治脾虚久泻，可单用熬膏服，也可与白术、山药、茯苓、芡实等健脾药同用。临床用于：①肾虚滑精、遗精、遗尿、小便频数及带下等症。②用于脾虚久泻。此外，本品在临床上还可用于治疗子宫脱垂症，也是取其固涩的功效。

失眠患者常伴有夜尿频多，尿频又进一步影响患者的睡眠，故罗教授治疗失眠时常将酸枣仁与金樱子共用，养心安神又固肾缩尿，避免尿频对入睡的干扰。其临床关注细节、心细如发可见一斑。

（祝轩）

二十九、海洋药物

罗仁教授认为，慢性肾脏病患者肾脏疾病日久，脾肾不足，阴阳俱虚，而以气阴为甚，肾脏气化不利，气机失常，使水湿、瘀血、浊毒内蕴，致水肿、小便不利、呕吐、皮肤瘙痒等症状丛生。患者脾气亏虚，气化不利，不能转输运化水液湿浊，肾失开阖，不能藏精泄浊，使水湿积聚于体内，清者不升而泄漏，浊者不降而内聚，清浊相干，久则酿为浊毒、瘀血，这些病理产物交相影响，耗气伤阴，加重气阴亏虚，形成恶性循环。本病脾肾两虚是本，浊毒内闭为标，互为标本，贯穿整个病变过程，而外邪及劳倦促进病程的进展。故罗教授认为，治疗慢性肾功能衰竭时当以益气养阴、理气泄浊、固肾利水、标本同治为法。

而这类患者大多同时有多种基础病，这时候用中药则在于调理自身状态，以补益脾肾为主。罗教授自拟肾病Ⅲ号方作为治疗慢性肾功能衰竭的专病经验方，全方由《伤寒论》牡蛎泽泻汤化裁而成，由海藻、黄芪、丹参、熟地黄、煅牡蛎、鱼腥草、荆芥穗组成。方中，海藻清热消痰，利水退肿，重用为君；黄芪健脾补中，益卫固表；熟地黄补血滋阴，一则肾强脾健则水湿得化，二则气行则水行，水肿得治，二药为臣；煅牡蛎敛阴固涩；丹参活血凉血以祛瘀，鱼腥草清热解毒而通淋，二者合用，去体内湿热瘀毒；荆芥穗祛风解表，合黄芪共同增强益卫固表之功，合鱼腥草加强解毒去浊之力，均为佐药。本方里的海藻、煅牡蛎属于海洋药物，说明中国古代医家的智慧，用药食两用的海洋药物治疗肾脏病，至今仍有临床应用价值，值得进一步研究。

在服用中药的同时，给患者开以运动、饮食、心理指导及药物治疗为整体的综合处方，在诊治过程中提倡因人因时因地给予不同的治疗方案，让尿毒症透析后患者的生存质量得到提升。

（廖家瑜）

三十、第一次随诊

罗仁教授擅长诊治慢性肾炎、IgA肾病、糖尿病肾病、肾结石、肾虚证、亚健康。罗教授医术精湛，对待患者耐心细致，和蔼可亲，临诊时细微之处每每体现其真功。我有幸随其跟诊抄方，耳濡目染，获益匪浅。现将第一次跟诊心得总结如下：

1. 以整体观念为指导，辨证论治，个体化治疗

辨证是中医治疗的基础与前提，要想疗效显著，就必须辨证精准。首先要重视患者的主诉；其次要运用四诊方法围绕主症全面把握患者情况，明确诊断、仔细鉴别、得出病机，掌握其病因、病位、病性、病势，确立治则治法，遣方用药，再根据疗效灵活调整。

对于病情复杂的危急重症患者，尤应注意补益正气，顾护胃气。"有胃气则生，无胃气则死。"如一患者食管癌化疗术后4月余，胸痛，哽噎不顺，无恶心呕吐。平素怕热，耳鸣，夜卧不宁，舌淡暗、苔黄腻。拟方：党参30g，白术20g，法半夏10g，山茱萸20g，百合30g，陈皮10g，茵陈30g，姜厚朴10g，石菖蒲30g，红花5g，牡丹皮15g，炙甘草5g。方中就重用了党参、白术补益胃气。且慢性难治性疾病通常具有正虚邪实的特点，故可攻补兼施，又采用红花、牡丹皮、法半夏等活血化瘀，解毒攻邪。

对于病情不太严重者，可主次兼顾，标本兼治。如一患者血糖升高1年，自觉疲劳乏力，少气。眠差，畏寒，大便干，肤痒，舌淡黄、有裂纹、边有齿痕、脉沉弦。拟方：党参15g，白术15g，桂枝5g，白芍15g，酒苁蓉15g，制何首乌15g，百合20g，广金钱草15g，柏子仁15g，炙甘草5g。处方在健脾温肾的基础上，用桂枝配白芍调和营卫，缓解肤痒，酒苁蓉、制何首乌、柏子仁润肠通便。

2. 处方遣药注意事项

医者在开具处方时注意不得随意更改，这不合规范之余还严重影响

患者对医生的信任度；也应注意处方的格式，每一行书写的中药位数应一致，数量保持在三味并注意对齐；处方中的中药如有炮制方法特殊的应写明，不可引起歧义，如姜厚朴、法半夏；中药煎煮方法特殊的也应特别说明，如炮附子先煎、久煎，砂仁后下；中药的用量也应注意，不可过轻也不可过重；书写时注意中药的顺序应遵循君臣在前、佐使在后的原则；处方中的用法等处出现的数字应统一使用阿拉伯数字或汉字，不可混用。

3. 心理疏导，指导保健

罗教授在诊疗过程中时刻注意照顾患者的情绪，帮助患者树立信心，"有时去治愈，常常去帮助，总是去安慰"。面对难以治愈的疾病，医务工作者的医学照顾有限，而更应给予患者足够的人文关怀。除此之外，罗教授还经常向患者嘱托注意日常饮食和运动，如水肿患者应忌饮食过咸，忌食海鲜、杨桃，阳虚畏寒患者应注意加强运动等。

大医精诚，第一是精，第二是诚。精湛的医术和高尚的品德修养都不可或缺，罗教授的为医之道，值得学生们认真学习，琢磨品味。

（杨珊珊）

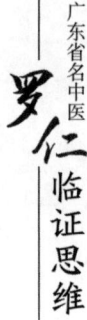

主审小记

本书是我在3年抗疫期间出门诊与带教过程中，由我的弟子与学生整理而成的一本专著，上篇所记录的病案均是我亲自诊治的病例，下篇则是弟子和学生跟师随诊所写的心得体会。所有内容我均反复审读，故是实实在在的主审。

上篇共182份病案，以内科杂病为主，因为是疫情防控期间，所有发热患者都到发热门诊诊治，故本书无外感发热病案。下篇30篇心得体会是弟子与学生写的跟师体会，文字不拘一格，情真意切，是他们的切身感受，我审读后颇为感动。他们每一次跟师都认真记录、潜心悟道，让我感受到年轻医生对中医的自信与坚持！

在带教过程中，我重点把握坚守中医思维，提高临床能力，每次都会选一个病案让他们辨证开方并一一点评。经过两年多跟师学习，他们开的处方越来越接近我这个"名老中医"的思路了，后学有人有才，其中有3名弟子成为当地（增城区）名中医，并获准带徒，形成三代传承的良好态势，这是真真正正的"活态传承"！

本书收集的病案、病例均来自增城区居民，可能会受到区域限制，一方水土养一方人，以咳嗽、不寐、胃痞、眩晕、虚劳、腰痛病例较多，大多属于脾肾虚损、肺脾两虚、心神不宁证候，需进一步随访研究。

本书重点在于培养弟子与学生的临证思维，故部分病案缺少随访与疗效判定，这是一个遗憾，有待日后完善。

最后，感谢广州市增城区卫生健康局、广州市增城区中医医院领导的关心与支持，感谢我的弟子与学生的辛勤劳动。

罗仁